ボケないための、五・七・五

Samuel Ryder
サミュエル・ライダー 著

筑摩書房

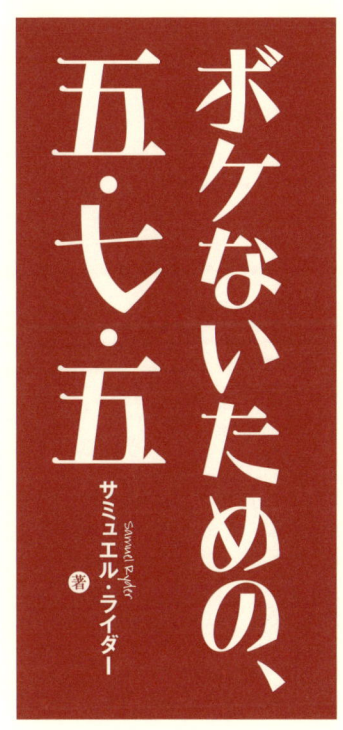

本書を読まれる前に

簡単な質問を一つ——「人間の短期記憶は一五秒ほどで消える」という事実をご存じですか?

どうも、そうらしいのです。試しにやってみましょう。

まず、次の俳句を記憶してみてください(所要時間三〇秒)。

春風や麦の中ゆく水の音

憶えたらそれを隠して、数を一五数え、紙に書いてみてください。

うまく書けましたか?

では次に、左の俳句を二句とも記憶してみてください(所要時間一分)。

春雨や木の間に見ゆる海の道

雛《ひな》の家ほつほつ見えて海の町

憶えたら隠して、二句とも紙に書いてみてください。どうでしょう？　一句ではうまくいった方も、二句になると、「あれっ？　変だな」となりませんか。

それはなぜか？　実は、こうした人間の〝忘却のからくり〟をうまく利用して、〝脳の鍛錬〟が可能なのです。

本書の前半では、まずその秘密を明かし、「遅延筆記法」がいかに効果的かを示します。後半では、俳句五〇〇年の歴史から選りすぐった〝蕉風の名句〟があなたを迎えます。わくわくしながら、楽しみながら、一生の宝になる〝脳の鍛錬〟におつきあいください。

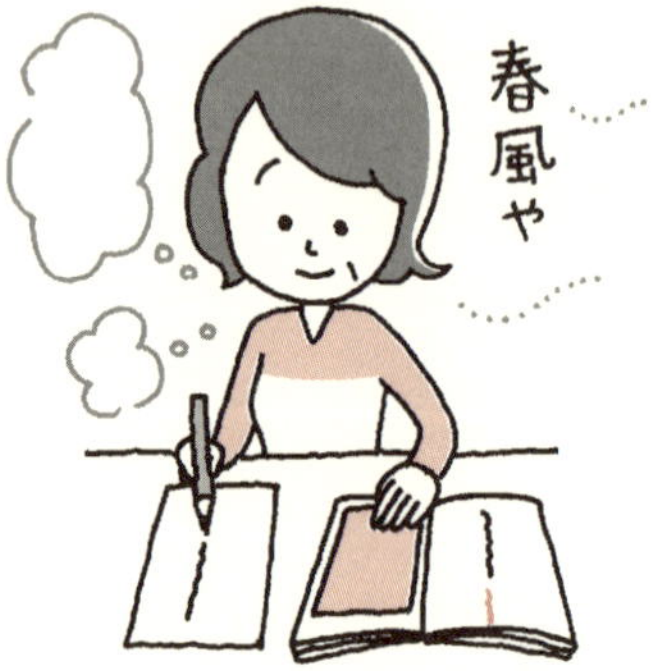

編集部

※この項の俳句の作者は、順に直江木導、岩間乙二、原石鼎。

目次

［実践編］

ボケないための、五・七・五

今からでも遅くはない！

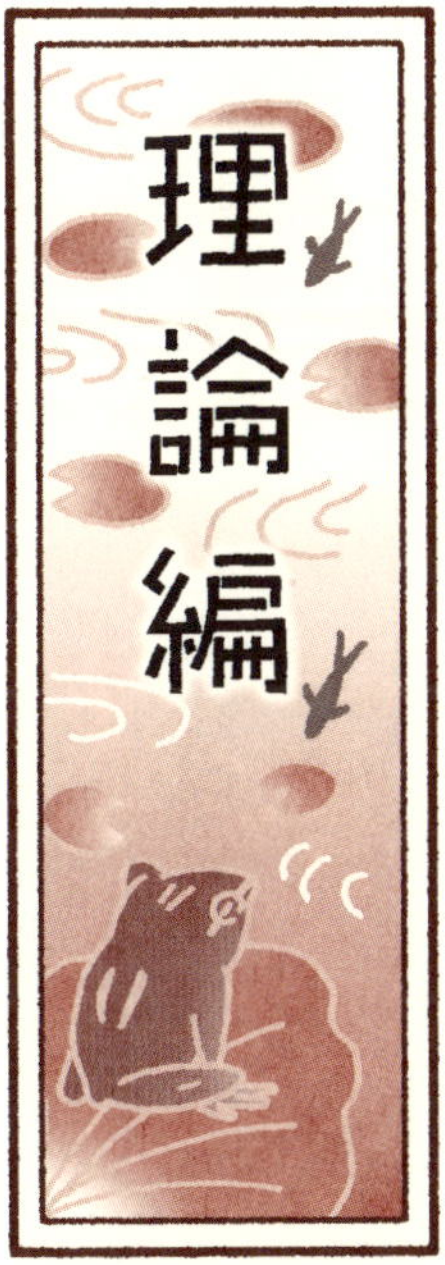

脳を鍛える五・七・五

日本には俳句がある！

平成二五年の春――

芭蕉を偲《しの》び、深川から隅田川沿いを歩いていた時のことでした、浅草に入ろうと吾妻橋《あづまばし》を中ほどまで行ったところで、ドーンと雷が鳴ったのです。

雨は降っていませんでした。西からは日も射していました。春の雷とはこうしたものかと、ポケットから手帳を出して一句捻《ひね》りました。

春雷《しゅんらい》を眉間《みけん》に吾妻橋を行く

そう書きつけて歩き出そうとした刹那《せつな》、一つのことが頭に、まるで天啓《てんけい》のように閃《ひらめ》いたのです。

「そうだ、日本には俳句があるじゃないか！」

数日前、一人の医療関係者に会っていました。その方は、穏やかでユーモアのある紳士でしたが、眼鏡の奥に微《かす》かな憂いをにじませて言ったのでした。

「サミュエルさん、このままだと日本は滅びるかもしれませんよ。八六二万人ですからね、

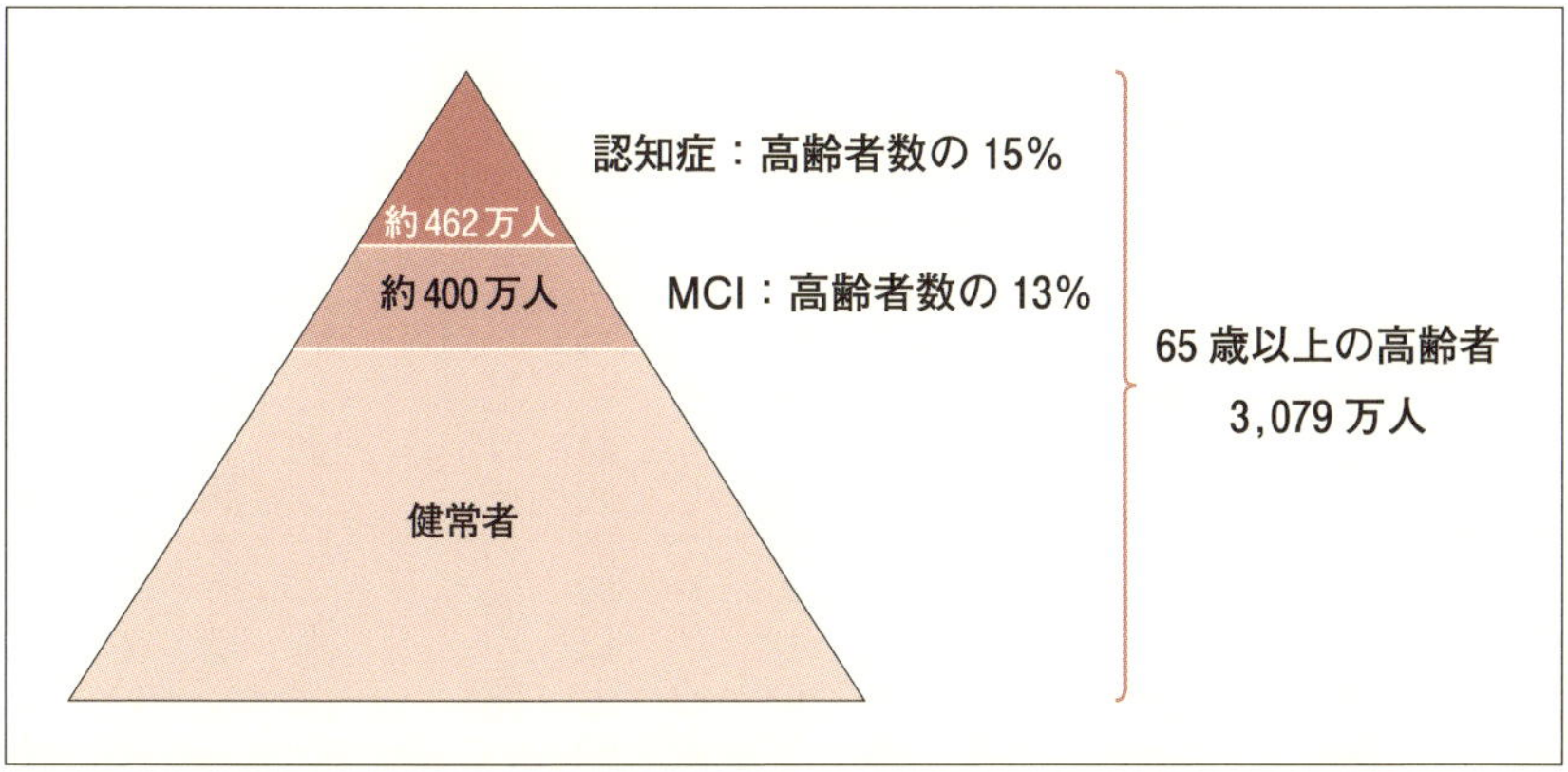

図１　2012（平成 24）年現在の認知症高齢者数（厚生労働省研究班資料より作成）

ボケ老人が。しかもこれは六五歳以上の数字。それ以下を入れると間違いなく一千万人を超えてしまう」

彼が手にしていたのは認知症の統計資料でした。来たる六月一日に厚生労働省から発表されるもので、それまでは機密とのことでしたが、口外は一切しない約束で特別に見せてもらいました。

それによると日本の認知症高齢者は四六二万人、その予備軍（軽度認知障害：ＭＣＩ）は四〇〇万人で、合計すると八六二万人にものぼるというのです（図１）。

「なるほど、すごい数字だ。日本政府も慌てているでしょうね。団塊の世代がどんどん高齢者になるから、認知症はまだまだ増える。ところがそれを受け入れる施設がない。街にボケ老人があふれることになる」

彼の言によると、予想を大幅に上回る今回の結果は、ＭＲＩなど画像診断装置の進歩が引き出したものだそうです。そうした装置を使うと簡単に画像診断ができ、認知症に特有なアミロイドβ《ベータ》の蓄積や脳の萎縮具合までわかってしまう。今回は、この画像診断法を使って国際基準でやったところ、「日本人のボケは、予想をはるかに上回って進行している」という驚くべき事実が浮かび上がったのです。「前の調査では、二〇三五年推計で四四〇万人でしたからね。今回、早くもそれを上回ってしまった。誰にとってもショックなはずです」

私はその話を聞いてからずっと考え込んでいました。「ことによると、これは日本にとって財政破綻以上の危機になるかも……」と思えたからです。

そうしたところが、吾妻橋の上でバシッと雷に撃たれ、前頭葉にビリッと電気が走った瞬間、素晴らしいアイデアが浮かんだのです。それは、

「日本には俳句があるじゃないか。その俳句を使って脳の鍛錬をすればいいんだ！」

というものでした。

俳句で脳を鍛えることができる

たとえば次の俳句、

荒海や佐渡に横たふ天の川

言わずと知れた松尾芭蕉の句です。五・七・五とわずか一七音に過ぎないのに、読んだ瞬間、壮大な風景が浮かび上がる。俳句は不思議な力を持っています。

「この〝世界最短詩形〟と言われる俳句を使って、楽しみながら脳を鍛える。記憶力や認知能力が衰えないよう、いや、一〇〇歳になってもボケないように、今のうちから〝俳句による脳の鍛錬〟を始める……」

実は、それが可能と思えたのには二つの理由があります。

まず一つめの理由は、通信社の仕事をしながら、私がこの一〇年間、日本の文化にのめり込んできたことが挙げられます。

日本の文化、とくに大和言葉をはじめとする日本語の美しさに惹かれ、落語から和歌、中世の文学とやっていくうちに、いちばんハマってしまったのが俳句でした。

とは言っても、サイデンステッカー氏やドナルド・キーン氏のように日本文学者をめざしたわけではなく、あくまでも趣味の範囲で、ここ数年は近世の俳句に焦点を絞って研究していました。

そして最近、室町〜昭和期の五〇〇年間に作られた六万句に目を通し、その分析や分類を行っていたところでした。つまり、俳句の言葉が持つ独特の響き、それらが喚起する映像世界にどっぷりと浸っていたので、五・七・五の一七音が脳にどう作用するか、実感として感じ取れたのです。

二つめの理由は、ここ数年、日本の脳神経科学の現状について海外にレポートしていたことが挙げられます。教授や研究者たちの話を聞き、その論文を英訳したりしているうちに、脳についての知識が自然と身についていったのです。

そうした環境下にあって、俳句と脳、文学と科学という異質な世界が、雷に撃たれた瞬間、私の頭の中で一つに融合し新しいものが生まれた——と言いたいところですが、実は橋の上にいた時、耳の奥に響いていたある言葉があったのです。それは、親しくしている神経科学の学者が言ったことで、

「俳句は三チャンク」

という言葉でした。

それを聞いたのはドクトル（私は彼をこう呼んでいます）の大学の研究室で、仕事の話が終わり、「そろそろ一杯やろうか……」と彼が立ち上がって冷蔵庫を開け、中から焼酎、柿ピー、塩辛を取り出した時でした。

「サム（彼は私をこう呼びます）、俳句をたしなんだのは正解だよ。あれは脳にいいからね。俳人って、わりと長寿だろ。老人ホームでも、俳句をしてるグループはボケにくい、というデータがあるしね」

「ほう、俳句は脳にいいですか。なぜですかね？」

ドクトルは、それにはすぐに答えず、コップに焼酎を注いでいましたが、それを私の前にドンと置くと、

「サム、俳句は三チャンク。知ってるよね？」

と言ったのでした。

「チャンク」というのは、米国の心理学者ジョージ・ミラーが考え出した概念で「情報のまとまり」を指します。ミラーによれば、人間が一度に記憶できるチャンク数には限りがあり、「七±《プラスマイナス》二チャンク」がいいところで、これを「マジカルナンバー7」と命名しています。

たとえば００２５７４４２４１８という一一ケタの電話番号を覚えるのはそう簡単ではありませんが、００２−５７４４−２４１８と、ハイフンを入れて三つに区切れば、三チャンクとなり、格段に覚えやすくなります。このように記憶しやすいよう情報に区切りをつけることを「チャンク化」と呼びます。

「チャンクは知っていますが、それと俳句とが、どう……」

「五・七・五のリズムは日本人の頭に沁み込んでるからね、僕らは俳句を読む時、無意識にこのチャンク化を行ってるんだ。俳句をやってる人がボケにくいというのも、それが短期記憶やワーキングメモリの鍛錬となり、脳にプラスしてるんじゃないかと……まあ、これは仮説だがね」

ドクトルが言っているのは、俳句は一七文字（正確には一七音）あるものの、五・七・五で区切れば三チャンクになる。日本人は俳句を読む時、無意識に、「五・七・五によるチャンク化」を行っていて、それが脳のトレーニングになっているのでは、と言うのです。

「俳句がボケ防止になるなら、おそらく海馬や前頭前野にプラスの刺激となってるはずなんだ。海馬は記憶、前頭前野は認知力を司ってるからね」

「ほう、海馬と前頭前野ですか」

「もし脳にいいとわかったら、今以上に俳句はブームになるな」

「なるかもしれませんね」

そんな話をして、その時は終わったのでした。

短期記憶はわずか一五秒で消える

ここで記憶について少し――。

記憶には「記憶の三要素」と言って、記銘（覚える）、保持（保存する）、想起（思い出す）の三つの過程があります。

また、記憶を〝記憶できる時間の長さ〟で分けると短期記憶と長期記憶とになり、この他にワーキングメモリ（作業記憶）というものがあります。

短期記憶とは、感覚器官から入り長期記憶に移る前に、わずか一五秒ほどだけ保持される記憶です（ただし、必ず消えてしまうわけではなく、それ以上保持される場合もあります）。

短期記憶の保持時間が一五秒ほどであることを発見したのは、米国のピーターソン夫妻たちですが、この〝保持時間一五秒〟については、少し説明が必要です。

短期記憶の情報は、〝繰り返し〟や〝意味づけ〟のリハーサルがなされると、一五秒で消えることなく、〝長期記憶の貯蔵庫〟に移されます。これが記憶の三要素のうちの記銘であり保持です。

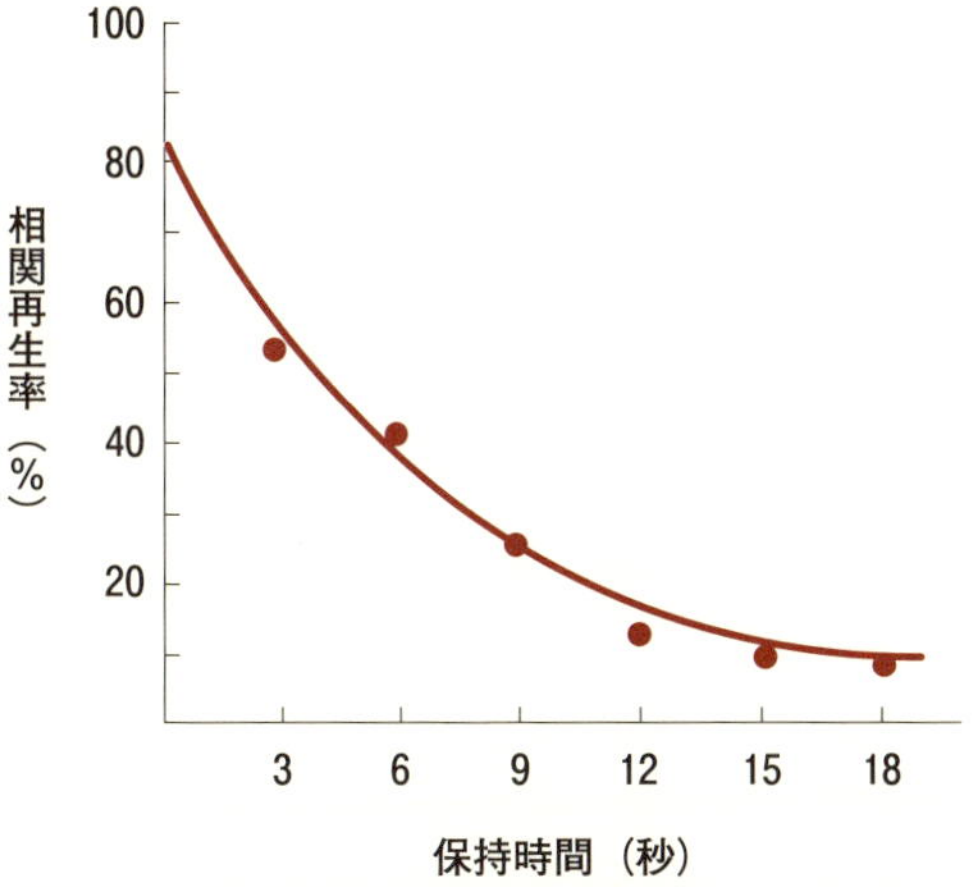

図2　ピーターソン夫妻らの短期記憶実験。3つのアルファベットを数秒間提示。そこで記憶のリハーサルを妨害するような課題（3ずつ引き算をするなど）を挟み、保持時間をおいて再生させる。このグラフからは、数秒で50%の記憶が失われ、15秒ではほとんどの記憶が消失していることがわかる。（Peterson & Peterson. 1959）

ところが、記憶しようとする際に妨害が入り、このリハーサルができないと、短期記憶は貯蔵庫に転送されることなく、急速に薄れてゆきます。

ピーターソン夫妻らの実験（図2）がそれで、何かを記憶しようとする時、別な作業を差し挟むと、短期記憶はわずか一五秒で九〇パーセントが失われ再生不能となることが示されています。すなわち短期記憶の保持時間はわずか一五秒に過ぎないということなのです（また短期記憶の容量については「七±二チャンク」で、それ以上の保持は困難ということは、すでに述べました）。

〝人間の短期記憶が一五秒で消えていく〟、この現象については、私はすでに知識として知っていました。

しかし、そのことと〝俳句は三チャンク〟という事柄とが結びつくには、雷の力が必要だったのです。

私は部屋に飛んで帰ると、収集した俳句の中から一句選んでみました。

荒海や佐渡に横たふ天の川

芭蕉の句です。次に紙とペンを用意し、その一句を筆記するのにどのくらい時間がかかるかを計ってみました。すると驚いたことにきっかり一五秒！　思わず十字を切りました。この時点で、〝脳の活性化を図るのに最も適した材料は俳句だ〟と確信しました。俳句は一七文字ですが、日本人の脳は自然にチャンク化を行うので、三チャンクとなり、鍛錬には格好なのです（短歌は、その点少し長すぎます）。また、数字などとは違い、俳句は無味乾燥でないのが良いところです。

問題は〝一五秒で記憶が消える〟という現象をどううまく取り入れるかですが、これはすぐに解決しました。

◎一句の場合、暗記してから数を一五数えれば、別作業を挟むことになり、時間も一五秒ほど経過するので短期記憶は九〇パーセント消える。そこで、忘却に逆らって筆記すれば脳の鍛錬となる。

◎二句以上の場合、暗記してから最初の句をまず書く。すると、別作業を挟んで一五秒経過するので、他の句の記憶は九〇パーセント消える。そこで逆らって筆記すれば脳の鍛錬になる。

これでオーケー。〝俳句による脳の鍛錬〟のプロトタイプが完成です。

これらを整理し直すと、

①一句の場合………一七文字だが三チャンクなので、記憶するのは容易。

②二句の場合………三四文字だが六チャンクなのでまだ枠内。二句を同時に覚えるのはギリギリのところで可能。

③三句の場合………五一文字で九チャンクとなり、枠一杯。しかも最近は「七チャンクは無理、四チャンクくらいがいいところ」と学界筋で言われており、三句を同時に覚えるのはかなり困難。

考えた末に、①を初級編、②を中級編、③を上級編とし、四句以上は無理と判断しました。

忘却との格闘が鍛錬になる

骨組を理解できたところで、初級編から上級編まで、実際にどうやるかを試してみましょう。紙と筆記用具を用意してください。

■初級編——俳句一句を使用

冒頭のページに載っていたので、やり方はわかると思いますが、念のためもう一度。まず「初級編」から自分の知らない句を一句選び、声に出しても出さなくてもよいですから暗記してください（所要時間三〇秒）。

次に備え付けの「しおり」でその句を隠し、一から一五までゆっくりと数を数えます。すると一五秒ほど経過しますので、次は紙やノートに覚えたはずの俳句を書いてみます。この場合、すんなり書ける人もいますが、書けない人も多いはずです。

前にも述べたように、何かを覚えようとする時、別な作業が挟まると、脳は繰り返しによる〝維持リハーサル〟ができないため、記憶を取りこぼしてしまうのです。

つまり〝数を一五数える〟という別作業を挟み、なおかつ〝一五秒の間隔を置いた〟ことで、短期記憶は失われ、正確な再生ができなくなるのです。

なお、中には、数を数えながら同時に暗記することもできる器用な方がいます。しかし、それでは訓練になりませんので、そういう方は、一、三、五と一つ飛ばしで二九まで数えるか、あるいは一五、一四、一三と逆に数えていくかのどちらかをしてください。そうすれば、同時に二つの作業をすることは難しくなります。

■中級編――俳句二句を使用

次は、俳句二句を使う場合。これは「中級編」になります。

選んだ二句を、声に出してもよいですから記憶し、覚えたと思ったら二句ともしおりで隠してください。

次に、紙やノートに一句目を書いてみてください。これは書ける人が多いと思います。

ところが問題は二句目です。

「あれっ？　どうしたんだ！」

ということが起こります。

さっきまで覚えていたはずなのに、書いている最中に記憶が消えたようなのです。これは、一句目を書くという作業を挟み、なおかつ一五秒という時間が経過したため、二句目の記憶が消えてしまったのです。

しかし、書けなくともガッカリすることはありません。覚えられないのはごく普通です。

一五秒たてば短期記憶の九〇パーセントは失われるのですから、覚えているほうが稀なのです。

ここで大事なのは、急速に消えゆく記憶を捕まえようと必死に格闘することなのです。この時、脳の中では素晴らしいことが起きています（これについては後で説明します）。

とにかく、〝ギリギリの状況、忘却スレスレのところで行う鍛錬〟に価値があるのだということを心に銘記してください。楽にできては鍛錬とは言えません。スリルを味わいながら、ゲームをするような感覚でやってみてください。

■上級編――俳句三句を使用

ここまで来たところで、疑問を持たれた方も多いのでは？「もし、その俳句を知っていたら、それでも鍛錬になるの？」という疑問です。

確かに、「知っている俳句」は短期記憶の鍛錬にはなりません。それはすでに「記憶の貯蔵庫」に保存されている「長期記憶」だからです。長期記憶の場合、別作業を挟んで一五秒置いても、あるいは何年たっても、消えることはありません。

では何の鍛錬にもならないかというと、そうではありません。短期記憶の鍛錬にはならないが、貯蔵庫から記憶を引き出す「想起」の鍛錬にはなります。

さらに三句以上になると、短期記憶や長期記憶だけでなく、ワーキングメモリ（作業記憶）の鍛錬になります。

では、実際に試してみましょう。

よく知っている句が三句並んでいるページを開いてみてください。それら三句を一通り読んで、しおりで隠し、順番に書いていきます。

まず一句目は楽勝でしょう。ところが二句目、あるいは三句目を書こうとして、「おやっ？」となりませんか？

「覚えてたはずなのに。えーと何だっけ？」

と、度忘れが起こるのです。

知っている俳句ですから記憶の貯蔵庫に知識としてあります。だから、ちょっとしたきっかけさえあれば、パッと思い出し、後はスラスラと出てきます。

ところが筆記という作業を挟むと、それにより短期記憶が失われ、何の句であったかを度忘れしてしまうのです。

そこで出番となるのがワーキングメモリ。

ワーキングメモリは、〝作業記憶〟と呼ばれるように、何かをしようとする時に働いてくれる記憶です。短期記憶と違い、すぐに消えることはなく、作業に合わせて機転を利かせてくれるメモリです。言い方によっては「これほど頼りになるものはない」と言えるかもしれません。会話に沿って先回りしたり、時には過去の記憶を引き出したり、大活躍してくれます。

このように、三句以上の場合は、短期記憶、長期記憶、そしてワーキングメモリの三つが総動員されますから、記憶全般の鍛錬になることがわかると思います。

なお、心理学には、わざと間を置いてワーキングメモリを試す「n－ｂａｃｋ」というテストがあります（ｎは任意の数、ｂａｃｋは「戻る」の意）。いくつか前までのカードを記憶するのですが、ｎが増すほど負荷が加わり、困難になります。

私がこの本でめざす鍛錬法は、人間の記憶のメカニズムをベースに、このｎ－ｂａｃｋテストなど心理学の要素を加えたものになります。暗記してから一五秒以上遅れて筆記するので、「遅延筆記法」と命名したらいいかもしれません。正確に言うと「俳句を使った遅延筆記法」です。

脳の働き者〝ワーキングメモリ〟

ここで、ワーキングメモリの重要性について考えてみます。

「ワーキングメモリのモデル」を初めて提唱したのは、英国のアラン・バドリー博士で、一九七四年のことです。それまでは短期記憶と長期記憶からなる「二重貯蔵モデル」が考えられていましたが、そこに新たに情報処理機能を重視した記憶概念が加えられました。

このワーキングメモリは、物に喩《たと》えるなら「メモ帳」、人に喩えるなら「助監督」といったようなものです。

何かの作業をする場合、必ずワーキングメモリが活躍します。このメモリは長期記憶のように永続的なものではありませんが、短期記憶のようにすぐ消えてしまうものでもありません。作業を遂行するために、その必要性に応じて保持される記憶です。

たとえば会話において、このメモリが大活躍します。話をしながら「ちょっと待って、さっきの話だけど……」と前に戻れるのも、「よし、最後はあの話で締めるぞ」ととっさの判断ができるのも、このメモリのおかげです。

もしもワーキングメモリを持たなかったら、会話はきっと支離滅裂になることでしょう。話したことが一五秒たつと記憶から抜けていき、何の話をしているのかもわからなくなります。

それに記憶の貯蔵庫から、会話に必要な知識やエピソードをタイミングよく持ってこられるのも、このメモリの働きによるのです。

ですから、ワーキングメモリは「片手にメモ帳を持って撮影現場を仕切る助監督」といった喩えがピッタリです。

「助監督」としたのは、決して監督ではないからです。いつも裏方に徹して任務に当たります。

ところがこの助監督、残念なことにいつまでも第一線にはいられません。三〇歳頃をピークに疲れが出て、能力が落ちていきます。

ワーキングメモリが衰えると、仕事をてきぱきと進めることが難しくなります。とくに複雑な作業や段取りの多い仕事、交渉事などが、以前のように切れ味良くこなせなくなります。それは家事でも同じで、たとえば料理など、手順の多い仕事が苦しくなってきます。

「前ほど仕事ができなくなった。やっぱり歳かな……」

と嘆くことになりますが、真の原因はワーキングメモリの衰えにあるのです。

では、このメモリは脳のどの部位に属しているのでしょう?

ワーキングメモリが関係している脳部位は前頭前野、そこが本丸です。そして海馬もこれに関係していると言われます。

いよいよ前頭前野と海馬が出てきました。これは我らがドクトルの専門分野で、詳しいことは彼に聞くほかありません。

前頭前野が衰えると、ワーキングメモリの機能は急速に低下し、社会生活は困難になります。また海馬が衰えると、記憶力が急速に低下します。

どうして歳を取るとこれらがダメになるのか、何とかそれを防げないものか、ここはきっちりとドクトルに尋ねたいところです。

文字の手書きは脳の血流を促す

春の雷の日から一、二カ月ほどたったある日、いつもの研究室で、私はドクトルと会っていました。目の前には、例によって焼酎、柿ピー、塩辛が置かれていました。

「アルコールが入ってリラックスしたほうが、いいアイデアが浮かぶんでね」

これはドクトルの口癖で、この日は誰もいませんでしたが、いつもは講師や研究員、院生や学生たちが押しかけて、ちょっとした居酒屋状態になるのです。

ちなみに、彼を「ドクトル」と呼ぶのは、一〇年ほど前にイギリスでテレビ放映していた「ドクトル・ジバゴ」の主役に似ていたからです。ハンス・マシソンという俳優でした。

「サム、それ面白いね。浅草で雷。そりゃいいアイデアが浮かぶわ。特に手書きを取り入れたのがグッドだ。僕も光トポグラフィーでやってみたが、確かに手書きのほうが脳が活性化してた」

ドクトルが言っているのは、画像診断装置の光トポグラフィーで調べたところ、パソコンのキーボードで文章を作成している時より、文字を手書きしている時のほうが、格段に脳の血流量の増加、すなわち活性化が見られた、というのです。

彼はパソコンのデータを見せてくれました。キーボードを使っているときの脳画像は白っぽいのですが、文字を手書きしている時の脳画像は赤色で、しきりに動いており、いかにも血流が良くなっている感じがしました。

これは私にとって素晴らしい情報でした。ペンや鉛筆を使い文字を手書きする行為は、脳の血流を促すのです。遅延筆記法の効果の五〇パーセントが、これで保証されたようなものです。

「ドクトル、今回は力を貸してください。何とか〝俳句による脳の鍛錬法〟を世に出したいのです」

そう切り出したところ、

「いいよ、面白いじゃない。少しは社会貢献にもなるしね」

と、あっさり引き受けてくれました。そして、次のようなアイデアも出してくれました。

「俳句の上に小さく上五の文字を入れたらどうかな。句を忘れた時の救済にね。しおりをずらし、それだけ見て下の七五を思い出す。すぐには諦めず、ギリギリまで思い出す努力をする。これって長期記憶の想起鍛錬として、かなりいいと思うよ」

最も衰えやすい脳部位を鍛えよ

私はドクトルへの質問事項をA4ノートにびっしり書いてきたので、それをもとに聞くことにしました。もちろん許可を得て録音もさせてもらいました。

「では、遠慮なく。素人だからトンチンカンな質問をするかもしれませんが、そういう時はバッサリと……それから、なるべく専門語でなく普通の言葉で……」

「わかった、何でも聞いてくれよ。堅苦しいのはやめてザックリ行こう」

「いや、ここはちょっと敬意を払いませんとね」

「サムにはロンドンで世話になったし、本を書くなら僕も一肌脱ぐよ」

「恐縮です。ではさっそく。先日、海馬と前頭前野の話が出ました。鍛錬はこの二つに的を絞るべきですかね？」

「そうさね。その二つの部位が、脳の中で最も衰えやすい所だからね。老化とともにニューロン（神経細胞）の脱落が起こり脳の萎縮が進むのは、この二カ所が早いし、顕著だ」

「脳の萎縮というと、アルツハイマー？」

「そう、アルツハイマー病による萎縮が最初に起こるのも、このどちらか。海馬が萎縮すると記憶障害が起きるし、前頭前野が萎縮すると認知障害が起きる」

「この萎縮の問題にどう対処するかですね。医学的な解決策は専門家に任せるとして、我々の俳句による鍛錬は何を目標にすればいいのか……」

「いや、効果はかなりあるよ。まず鍛錬でニューロンの数を増やせる。これは量的対策だ。次に鍛錬によって現状の神経回路の機能を高められる。これは質的対策だ」

「えっ、ドクトル、そんないきなり……ニューロンを増やしたり、神経回路の機能を高めたり、本当にそんなことができるんですか？」

「それができるんだな。サム、近年の脳神経科学の進歩はすごいよ。昔ならとても考えられない」

「それは驚きだけど、いきなり核心ですね。初心者としてはもっと順を追って、まずは海馬と前頭前野の働きとか、記憶との関連とか、その辺から始めてもらえると……」

「わかった。じゃあ、そこから始めよう」

海馬は記憶、前頭前野は知性

海馬と前頭前野の概略について次にまとめてみました。

「海馬」は大脳の内側に左右一個ずつあります。大人の小指くらいの大きさで、カーブを描くように対になって存在しています（図３）。

一方、「前頭前野」は額の裏側、前頭葉の一番前側にあり、大脳皮質の三〇パーセントほどを占める巨大な領域です（図４）。

海馬は「記憶の管理塔」と呼ばれ、前頭前野は「脳の司令塔」と呼ばれています。それは、次のような理由からです。

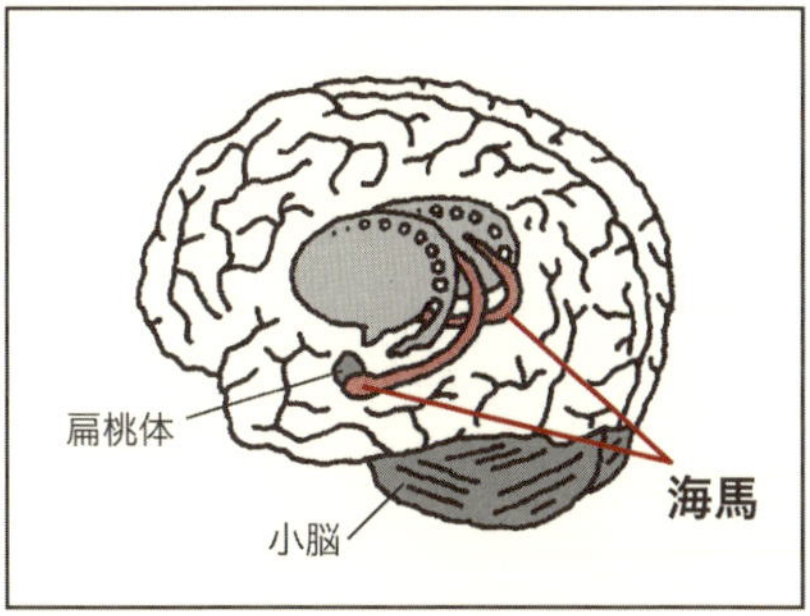

図３　海馬

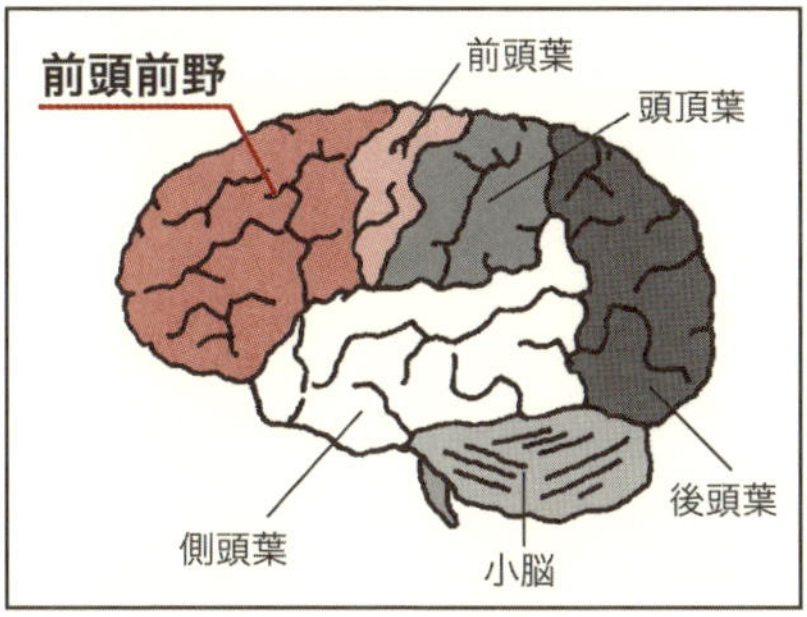

図４　前頭前野

目や耳など感覚器官から入ってきた情報は、必ず最初に海馬に流れ込むことがわかっています。海馬は、入ってきた情報を一時期保管し、評価や整理を行ったうえで、残すに値する情報だけを脳の各所にある「長期記憶の貯蔵庫」に送り出します。

つまり海馬は「記憶を貯めておく倉庫」ではなく、「記憶の整理を行う管理塔」なのです。

一方、前頭前野の役割はより大きなものです。ここは、人を人たらしめる最重要の脳部位と言えます。思考・判断・創造性といった高次の機能、さらに意欲・注意力・行動や情動の抑制といった機能を、この前頭前野が担っています。

ですから、ここが冒されると、社会生活はきわめて困難になります。たとえば、意欲が衰え、周囲に対し無関心・無感動になり、その一方で感情や行動の抑制が利かなくなり、「人格が変わった」と言われるようになります。

以上が概略ですが、これらの解明の道筋を知りたい方は、次のコラムを参照してください。とても有名なエピソードですので、ご存じの方も多いことでしょう。

コラム

海馬の解明

海馬を取られた男　ＨＭの事例

海馬と記憶との関係がわかったのは、いつのことでしょう？　それは有名なＨＭの事例にまで遡ります。

一九五三年、てんかんに苦しむ一人の青年が米国の病院を訪れ、海馬摘出の手術を受けました。青年の名はＨＭ、執刀したのはウィリアム・スコヴィル医師でした。

海馬摘出の手術は成功し、ＨＭのてんかんは収まりました。ところが、思いがけないことが起こりました。

ＨＭは、手術後、新たな出来事をまったく覚えられない〝極度の記憶障害〟に陥っていたのです。

たとえば会食をしても、誰と会ったのか何を食べたのかの記憶が残らない。会った事実、食事をした事実すら忘れてしまう。朝起きた時には、昨日の出来事が少しも記憶に残っていない。だから、一度読んだ本を何度読んでも、初めて読んだように新鮮に感じる——というものでした。

その一方で、昔の記憶、たとえば少年時代の出来事などは鮮明に覚えているのです。

こうした事実により、海馬と記憶との関係がわかってきました。

①海馬は知能や人格に関係しない

ＨＭは海馬を無くしても高いＩＱを維持し、人格が変わることもありませんでした（後に出てきますが、そこが前頭前野と異なるところです）。

②海馬が無いと新しい記憶が生まれない

ＨＭは新しい記憶を持てませんでした。これは海馬が失われたことで、情報を取捨選択し「長期記憶の貯蔵庫」に送り込むことができなくなったからです。つまり、海馬無しには「記銘」や「保持」が成り立たないのです。この点から、海馬は「新しい記憶を生み出す管理塔」と言うことができます。

③海馬が無くても昔の記憶は取り出せる

ＨＭは昔の記憶を失わず、鮮明に思い出すことができました。ということは、海馬は「記憶の貯蔵庫」ではないこと、それは別な場所にあること、また海馬は「想起」に関係しないこと、がわかりました。

④海馬が無いと道が覚えられない

ＨＭは家に帰る道筋を覚えることができませんでした。これにより、海馬が空間記憶に関係していることがわかりました。

コラム

前頭前野の解明

前頭葉を切り取るとどうなる？　二つの事例

前頭前野の働きが解明されたのは、いつのことでしょう。これには二つの事例を挙げることになります。

まず最初に紹介するのは、フィネアス・ゲージの事例です。

米国人のゲージは工事現場の監督をしていましたが、一八四八年のある日、爆薬の事故に遭います。飛んできた鉄の棒が頭骸骨を貫通、前頭葉に大きな損傷を受けたのです。しかしゲージは一命を取り留め、社会復帰を果たします。ところが、生還した彼を見て人々は驚いたのでした。

そこにはまったく人格の変わったゲージがいました。

以前は温厚な紳士で、責任感も強く、有能で誰からも尊敬されていました。ところが事故後のゲージは、切れやすい子供のようになり、気分屋で集中力に欠け、仲間たちに敬意も払わず平気で無礼なことをし、忠告や束縛には一切我慢できないという、以前とはまったく別な人間になっていたのです。彼を知る人は、「ゲージはもはやゲージではない」と

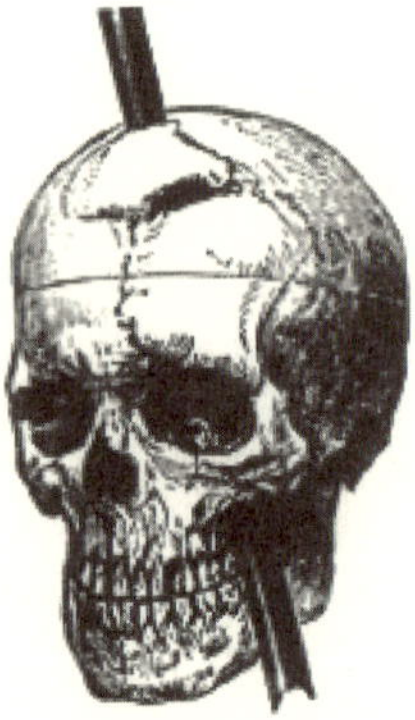

ゲージの主治医・J. M. ハーロウによるフィネアス・ゲージの頭骨図。

嘆きました。

このフィネアス・ゲージの症例は、前頭葉が損傷するとどういう障害が現れるかを示しています。

もう一つの例は、「ロボトミー手術」と呼ばれるものです。ゲージから一〇〇年ほどして、前頭前野を切り取る手術が流行りました。

この手術は、一九三五年にポルトガルの神経科医エガス・モニスが初めて行ったものですが、彼がその功績でノーベル賞を取るや、一九五〇年からの十数年間で五万件もの手術がなされました。

ロボトミー手術の一番の目的は「暴力性の抑止」でした。確かにこの手術を受けると、それまで暴力的だった患者が羊のようにおとなしくなります。

しかし、その一方で、大きな副作用があることもわかってきました。手術で前頭前野を切り取った患者の多くは、意欲が無くなり、世間に対し無関心になり、創造性にも計画性にも欠け、また行動や感情の抑制が利かなくなったのです。

結局、ロボトミー手術は「人間性を奪う」という理由で行われなくなりましたが、多くの犠牲を払ったこの手術により、前頭前野の解明が進んだことも事実です。

「ドクトル、これらの事例からすると、海馬＝記憶、前頭前野＝知性や認知力、というふうに覚えておいてよさそうですね？」

「いいんじゃないかな。海馬はまさに記憶の管理塔だ。海馬がダメになると新しい記憶が作れなくなるからね。たとえば、ご飯を食べたばかりなのに、食べたことすら忘れてしまう。ところが、昔のことは忘れずに覚えている。こういう人を調べてみると、海馬が萎縮していることが多い」

「小指くらいの小さな器官なのに、記憶という大事な機能を担ってるわけですね」

「赤ん坊のころの記憶が無いのもそれだと言うよ。人間は三歳くらいまで海馬が未発達だからね」

「なるほど」

「前頭前野のほうは、知力・意欲・判断力と、人を人たらしめる機能を担う。まさに脳の司令塔だな」

「でも、その二つが最も萎縮しやすい部位であるとは……困ったものですね」

「どちらが先に衰えるかは、その人によるね。海馬が萎縮すると記憶障害が最初に出る。前頭前野が萎縮すると意欲の低下がまず起こる」

「もの忘れが先か、やる気が無くなるのが先か……ですか。どちらもご免だな」

「あと、もう一つ。前頭前野が衰えると、ワーキングメモリも衰えるからね」

「そうか、ワーキングメモリの本丸は前頭前野でしたね」

「多くの学者がその関連性を認めてる。歳をとるとワーキングメモリが低下するが、それは前頭前野の衰えが原因というわけ」

「テキパキした仕事ができなくなって若い者に勝てなくなってしまう。それは前頭前野の衰えが一番の原因というわけですか。悲しい現実として認めないわけにはいかないが……しかしですよ、これは逆に考えれば、前頭前野を鍛えればワーキングメモリの衰えを防止できる、ってなりませんか？」

「もちろん、そういうことだ」

「そうすれば、八〇歳になっても九〇歳になっても第一線で仕事ができる！」

「おい、サム、そんな歳になっても君は仕事がしたいのかよ」

高齢者の四人に一人が認知症

ここで認知症について少し勉強しましょう。

二〇一三年六月一日の朝日新聞第一面に、

「認知症高齢者四六二万人　予備軍も四〇〇万人」

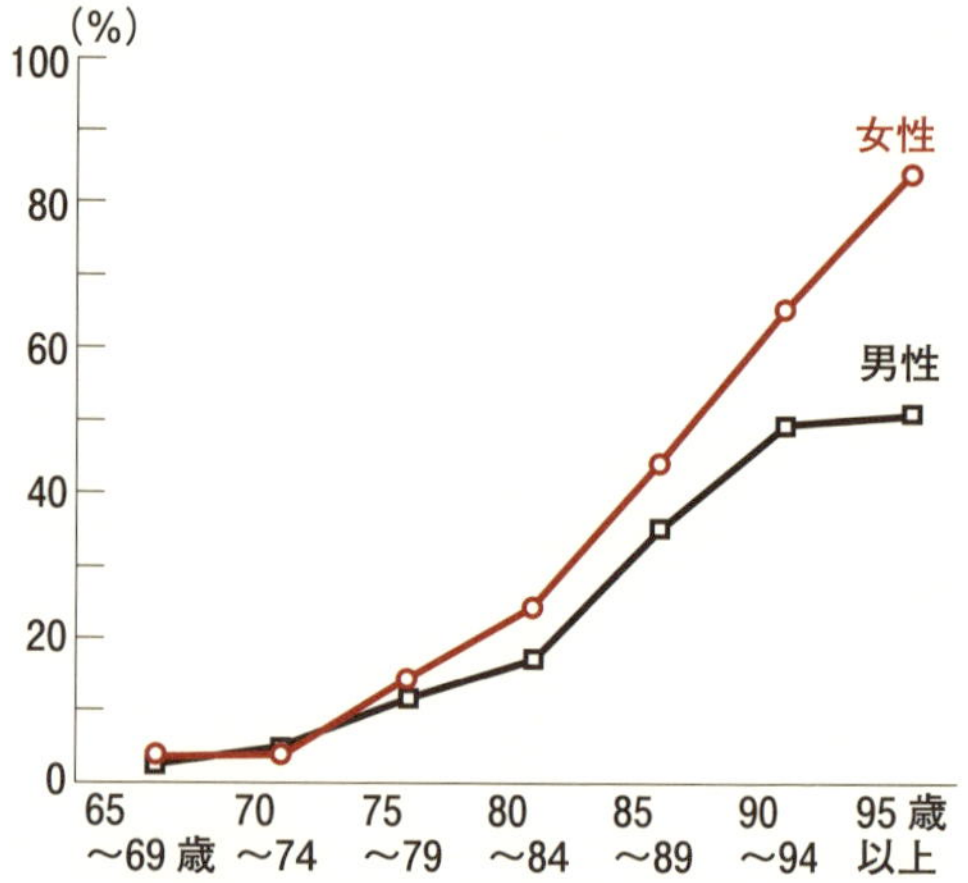

図5　年齢別認知症者の割合（厚生労働省研究班資料より作成）。

という記事が載ったことは前にも述べました。

この二つを合わせると八六二万人となり、なんと六五歳以上の四人に一人は認知症かその予備軍という計算になります（一三頁、図1）。

これはかなりの高率。「政府は早急な対策を迫られる」とありましたが、実は政府は、すでに二〇一一年、これまでの四大疾病（がん、脳卒中、急性心筋梗塞、糖尿病）に〝精神疾患〟を新たに加え、「五大疾病」とし、各都道府県の医療計画に反映させるよう指示を出していました。

厚労省が実施した二〇一一年の「患者調査」によると、〝精神疾患〟の患者数は約三二〇万人で、糖尿病の二七〇万人や、がんの一五二万人を上回っています。

〝精神疾患〟には統合失調症やうつ病なども入りますが、高齢化とともに急増しているのは認知症で、社会的にも国民医療費の点からも、見過ごすことのできない大問題だと言えます。

さらに同じ記事で、女性のほうが認知症になる確率が高いこと（図5）、また、認知症の原因はアルツハイマー型が六七・六パーセント、脳血管障害型が一九・五パーセント、

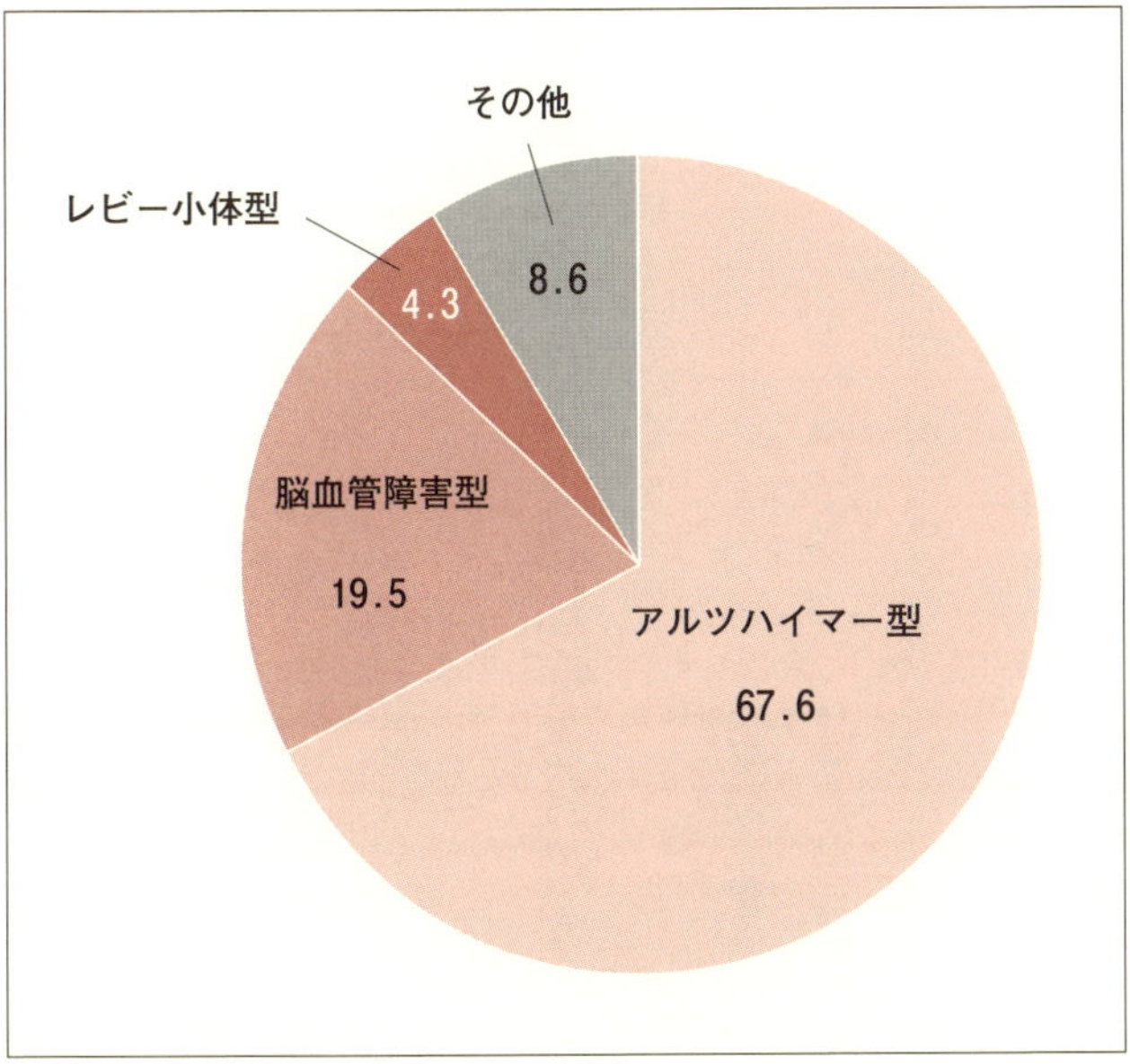

図6　認知症主要原因の割合（厚生労働省研究班資料より作成。ただし、レビー小体型の割合は20％を超えるという報告もある）

レビー小体型が四・三パーセントであること、なども報じられました（図6）。

では、認知症とは、具体的にどういった病気なのでしょうか？

厚労省のホームページを見ると、認知症について次のように書かれています。

「認知症とは、いろいろな原因で脳の細胞が死んでしまったり、働きが悪くなったためにさまざまな障害が起こり、生活するうえで支障が出ている状態（およそ六カ月以上継続）を指します」

これでは漠然とし過ぎていますので、少し踏み込んでみます。

まず、認知症の代表的な症状として、

①記憶障害
②見当識障害
③理解力・判断力障害
④実行機能障害

が挙がります。

この場合、①は文字通り「新しいことを記

憶できない、昔のことを思い出せない」といったことを指し、②は「時間や場所、人の見当がつかない」ことを指します。さらに③は「計算や判断することができない」、④は「段取りを立て自発的・計画的に動くことができない」ことを指します。

そして、こうしたことが六カ月以上続いて生活に支障が出た場合、これを「認知症」と呼ぶ、と厚労省は定めています。

単なるもの忘れと認知症とは違う

「ドクトル、いつも疑問に思うんですが、〝単なるもの忘れ〟と〝認知症によるもの忘れ〟との違いって、どう考えたらいいんでしょう?」

「名前が浮かばなかったり、物をどこにしまったか思いつかない、というのは単なるもの忘れと見ていいね。それは加齢とともに誰もが経験するものだけど、それ以上進行するものではない。これに対し、進行性で日常生活に重大な支障が出るのが認知症だ」

「どうやって認知症と判断したらいいのか?」

「そりゃ医者に診てもらうことだね。ところが、認知症にかかった人は、自分から病院に行こうとしないからね、周囲の人が見つけてあげるしかない」

「周りから見てわかるものですか?」

「症状として現れるのは記憶障害だけじゃない。見当識障害や判断力障害、それに意欲の低下などもある。その辺を観察して、前より進行しているなと思ったら疑うべきだね」

「記憶障害って具体的には、どんな？」

「新しいことを覚えられなくなる。同じことを何度も言ったり聞いたりする。それから出来事の一部ではなく全部を忘れる。たとえば、食べた物ではなく食べたこと自体を忘れてしまう、というふうな……」

「なるほど、それで見当識障害とは？」

「時間・場所・人の見当がつかなくなる。今日がいつか、季節もわからず、夏に冬物を着たりする。空間記憶が狂って、どこにいるかの見当がつかず帰れなくなる。それに家族や知り合いの顔を見ても誰かわからない、といったことだね」

「判断力低下はわかるとして、意欲の低下も起こる……」

「これが重要。認知症のサインと言っていい。意欲の低下が最初に現れることが多いんだ。前頭前野が壊れると意欲が無くなる。したがって自発的・計画的に行動することができなくなる」

「なるほど、大体わかりました。しかし、それほどひどくなるまで放っておくと、治療するのが難しいでしょう。やはり早期発見が大事ですよね」

「もちろんだ。アミロイドβの沈着が始まって、アルツハイマー病の発症まで二〇年以上はかかるから、その間に何らかの対策を講じることだよ。君の俳句による鍛錬もその一つだ」

アルツハイマー病とは何か？

「ところで、アルツハイマー病について教えてもらえませんか？　厚労省によれば、認知症でもっとも多いのはこの病で、全体の七割を占め、次に多いのが脳血管性認知症で二割を占めるとのこと。圧倒的に前者が多い。では、このアルツハイマー病とは何か？　近年、その解明が進んで、完全に治療できる時代が、すぐそこまで来てると言われてます。本当ですか？」

「いきなりそこから来るか。その前に基本的なことを押さえようよ。この病は、一九〇六年にドイツの精神科医アロイス・アルツハイマーが発見したので、この名がついた。彼が報告した第一号患者は女性で、若くして発症、四年ほどで亡くなったが、次のような病理学的な特徴を持っていた。

①脳にシミのような〝老人斑〟が見られた
②ニューロン中に繊維くずのような〝神経原線維変化〟が見られた
③ニューロンが脱落しており、〝脳の萎縮〟が見られた

こうした特徴は一〇〇年以上たった今も変わらない。アルツハイマー病に固有の現象と見ていい」

「その順番に進行していくと考えていいのですね？　まず老人斑が現れ、繊維くずみたいなものが溜まり、ニューロン脱落が起こり、脳が萎縮して発症する。この間二〇年から三〇年はかかると……」

「まあ、絶対ではないが、そう考えてもいいね」

「で、原因については、どの程度解明が進んだのですか？　そのようなことがなぜ起きるのか？　その原因物質は何か？　ということですが」

「それを解明するために、それこそ世界中の研究者が必死に取りくんでるんじゃないか」

「そう言えば、ドクトルもその一人でしたね。チームを作って……で、例の研究、どのくらい進みました？　発表はそろそろですか？　その辺をこの際ズバッと……」

「もちろんやってるが、それはちょっと困る。つまり研究の核心部については、いかにサムと言えど明かすわけにはいかんのだよ」

ドクトルが困った顔をするのは久しぶりです。私は少しおかしくなって、

「わかりましたよドクトル、あなたの研究には触れません。ぜひファンタスティックな発見でノーベル賞でも取ってください。その代わりと言っちゃなんですが、〝アミロイド仮説〟について教えてください」

「アミロイド仮説か。これは、アルツハイマー病の犯人、その原因物質を、脳内に発生する異常タンパク〝アミロイドβ〟とするものだね。現在、最も有力視されている説だ。長い期間にわたってこれが蓄積し、老人斑や神経原線維変化をもたらし、その結果ニューロン脱落が起こって脳が萎縮し発症に至る――とする」

「現在、この仮説のもとに、世界中の多くの研究者たちが必死に研究を重ねているそうですね。やはりこの仮説が本命ですか?」

「いや、まだわからないね。それ以降もいろんな説が出ている。アミロイドβも原因でなく結果だという研究者がいるくらいだからね。もう少し時間がかかるというのが本音だ」

「わかりました。もう一つ教えてください。昔、アルツハイマー病というと、今と違い〝遺伝子異常による若年性の認知症〟を指していて、〝ボケ〟と呼ばれる〝老年性認知症〟とは区別されていたと思うのですが……」

「その通り、よく気づいたね。あれは一九七〇年代に変わったのかな。症状や病変が似ているから、どちらも〝アルツハイマー型認知症〟と呼ぶようになった。しかし、これは誤解のもとだね」

「というと……」

「前者の遺伝性・若年性のものは、ごく稀にしか見られないんだ。ほとんどが後者の老年性タイプのもの。しかも老年性認知症は、生活習慣を変えたり脳を鍛えたりすることで進行を遅らせることができるし、予防も可能だが、前者は違う。まあ専門家は、遺伝子が子供に引き継がれるという意味で、〝家族性アルツハイマー（ＦＡＤ）〟と呼んで区別してはいるがね」

脳は使わないと萎縮する

「ドクトル、脳は使わないでいると萎縮する――という説があります。あれは本当ですか？」

「そりゃ本当さ。入院なんかしてると、たちまち足が細くなるだろ。あれと同じ。脳も使わないでいると萎縮する」

「それを〝廃用性萎縮《はいようせいいしゅく》の原理〟と言うそうですね。骨や筋肉に限らず、人間のほとんどの器官に当てはまると。それは脳も同じなんですね？」

「その通り。たとえば失明して生まれてきた赤ちゃんの場合だが、視覚刺激がまったく無いから、視覚を司る後頭葉が健常者の三分の一くらいに縮んでしまう」

「えっ、三分の一にですか？　それはまた……」

「生まれた時には同じ大きさなんだが、一〇歳くらいまでに差が出てくる。〝刺激を与えられないと萎縮する〟という法則は脳にも当てはまるんだ。極端なくらいにね」

「そういう例、もう一つくらいありませんか？　使わないでいると脳がダメになる……」

「そりゃ、いくらでもあるさ。たとえば……」

ドクトルは急に立ち上がり、書類棚から一枚の紙を取り出すと、それを私の前に置きました。

「これは学生にやらせたものだが、サムもちょっとやってみて」

■次の文を読んで質問に答えよ

六五歳を過ぎて第一線で活躍していたA氏は、事故で足が不自由になり、それをきっかけに引退した。

もともと独り身のA氏は、余生を送る終《つい》の棲家《すみか》として海のそばの一軒家を選んだ。食料の確保と身の回りは雇い人に任せ、A氏は部屋に閉じこもり、めったに人と会うこともなくなった。

A氏は、リハビリをするでもなく、テレビを観たり、ぼんやりと音楽を聴いたりするほかは、ベッドに寝転んで白い壁や天井、窓の景色などを眺めて過ごした。ストレスは無く、悠々自適の日々だった。

そうして何年かが過ぎた。

ある日、そこから離れた場所に住むA氏の弟のもとに、雇い人から電話がかかってきた。

A氏の様子がおかしいという。

弟はすぐに兄に電話をした。居るのは確かだったがA氏が出ることはなかった。

次の日の朝、弟は、海沿いにある兄の家に駆けつけた。

到着すると、弟は恐る恐るベルを押した。やがてドアが開き、懐かしい顔が現れた。ところがA氏の眼には、怪訝《けげん》そうな表情が浮かんでいた。A氏は言った。

「えーと、お宅、どなた?」

質問① A氏に何が起こっているのか、思うところを述べよ
質問② それを引き起こした要因につき、分析して述べよ

アルコールのせいか、あるいは老眼のせいか、いきなり突きつけられて文字が霞みましたが、私はなんとか読み込んで質問に答えました。

「①はズバリ、A氏の脳に廃用性萎縮が起こっているということでしょう。②の要因については、いろいろ考えられる。第一に、足をけがして歩けなくなったことが大きい。第二に、部屋に閉じこもり誰とも話をしなかったのがいけない。第三に、趣味が良くなかった。頭を使ってする趣味を持ってなかったということ、以上」

「ピンポーン、ギリギリの線で合格点かな。①の答えがちょっと弱いがね。この文章から

はA氏に記憶障害はうかがえない。しかし、電話に出ないところを見ると、意欲の低下、そして最後には、はっきりと見当識障害がうかがえる。A氏は六五歳以上だから、遺伝性・若年性のアルツハイマー病は考えられない。したがって進行度合いは不明だが、前頭前野に廃用性萎縮が起きている、と推定できる」

「なるほど、そう診るわけですね。ところで、テレビを観たり、音楽を聴いたりするのは脳の刺激にはならないんですか？」

「ほとんどならない。これは機能性ＭＲＩで測るとわかる。それらをしている時、脳はむしろ活動しているより休んでいる状態に近い。だからリラックスにはなっても脳の刺激にはならないんだ」

「モーツァルトなんかを聴くと、海馬からシータ波が出て脳にはいいんだって聞きましたが」

「確かに、海馬周辺からはいろんな条件でシータ波が出るけど、モーツァルトの曲はそのいい例だね。シータ波は海馬のニューロンを増殖させるから、生活の中にそういったものは取り入れたほうがいいけど、漫然と普通の曲を聴いていても、そんな効果は期待できないな」

脳の老化にどう立ち向かえばよいか？

ドクトルから聞いた話をもとに、私なりの中間まとめをしてみます。

アルツハイマー型認知症のほとんどは、遺伝性・若年性のものではなく、〝ボケ〟と呼ばれる老年性のものだということがわかりました。原因物質が何か、ということもありますが、その根底には「歳を取ること、老化」が厳然としてあり、それこそがこの病の最大の要因と言えるのです（図7）。

皮肉なことに、医学の進歩が〝脳の老化〟という問題を浮上させる結果となりました。すなわち寿命が延びれば延びるほど、〝脳の老化〟が目立ってきました。〝命の寿命〟は医学の進歩によって格段に延びたものの〝脳の寿命〟はそうではなかったのです。

他の臓器は比較的健康なのに、脳は追いついていけず、老化が進み、老人斑をいっぱい作って縮んでいく――そういうイメージで間違いないように思います。

しかし、そこで最大の疑問。脳が縮む人と縮まない人がいるのはなぜか？　もし遺伝でないなら、考えられるのは環境や生活習慣になります。

一つヒントになるのは、先にも述べた「廃用性萎縮」という言葉です。「脳が縮んでしまう人は、脳を使わない人なのではないか？」という考えが湧くのです。

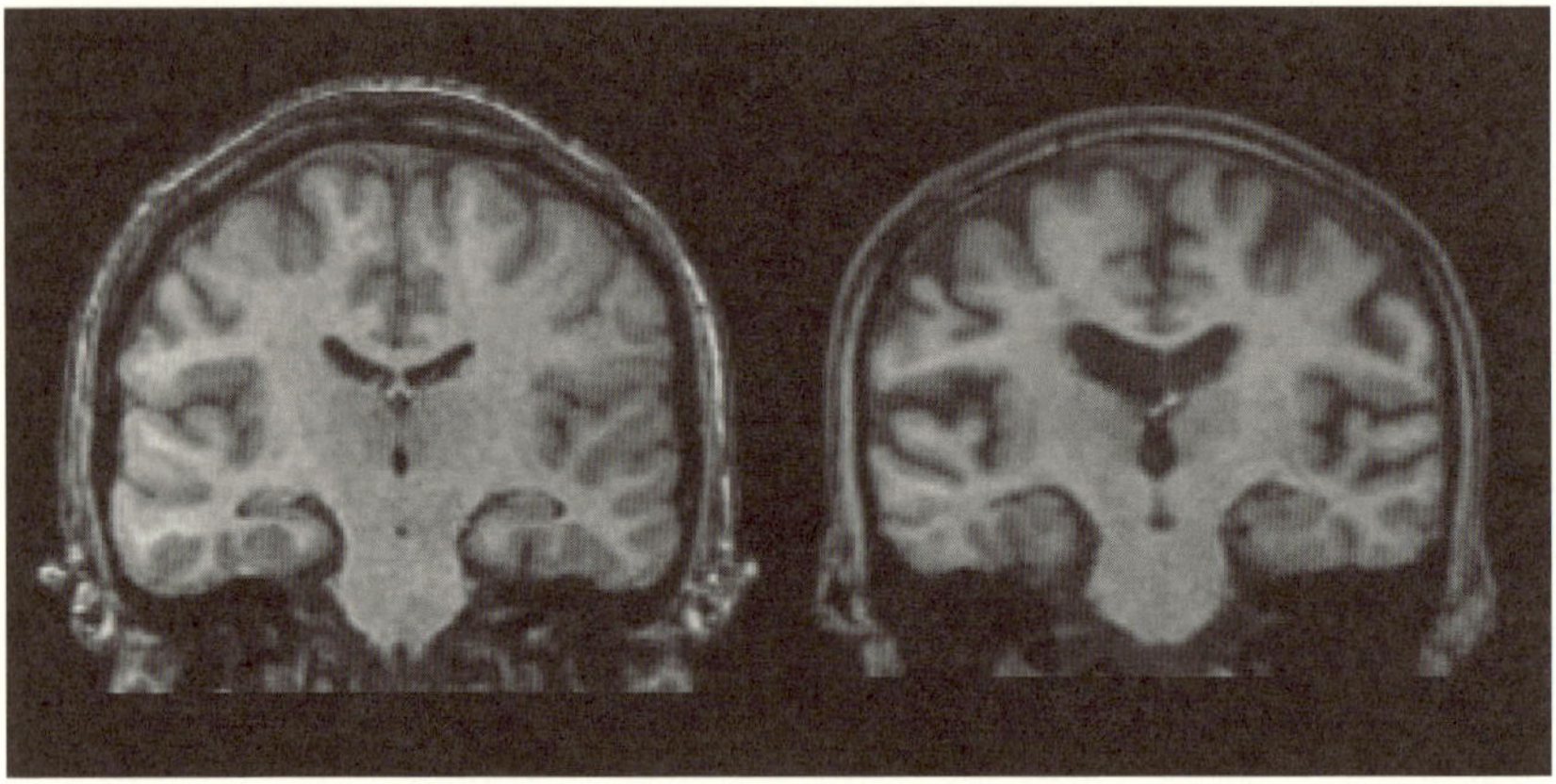

図7　脳のMRI画像。左が25歳、右が78歳。脳は18歳から30歳ごろをピークに加齢とともに萎縮するが、その程度は個人差が大きい。(公益財団法人 長寿科学振興財団　健康長寿ネット「脳の形態の変化」より)
http://www.tyojyu.or.jp/hp/page000000300/hpg000000224.htm

そこで生活習慣が問題になってきます。歳をとっても生きがいを見つけたり、趣味や他者との触れあいを大切にする人はボケにくいと言います。そういう人は、常に〝適切な刺激〟を脳に送っているので、廃用性萎縮が起きにくいのです。

その逆で、生きがいも趣味もなく、人とのコミュニケーションを避けて家にこもっているような人はきわめて危ない、と言えます。

〝テレビを見る〟〝ぼんやりと音楽を聴く〟といったことでは脳の刺激になりません。仕事も〝お決まりのルーティンワーク〟では、何の刺激にもならないのです。どういうことをすれば脳の刺激になるのかを真剣に考える時代に来ています。〝脳への刺激を科学する時代〟です。

とにかく使わないでいると脳は萎縮するのですから、使うことが大事です。

ある臨床統計では、老年性認知症の九〇パーセントは廃用性萎縮が原因であるとしています。

これは恐るべき実態！　数字の正確さは別として、認知症の最大要因として、この「使わないために起こる脳萎縮」があるのは事実のようです。

難病が治るようになり寿命が延びた分だけ、私たちは、〝脳の老化〟で悩む時代になったのです。

「ドクトル、よく思うのですが、身体がダメになっても脳さえダメにならなければ何とかなりますが、その逆は無いみたいですね？」

「そう、脳がダメになると、他の臓器もすぐダメになる。脳からの指令で動いてるわけだからね。いかに脳を正常に保つかが、これからの健康法の柱だ」

脳神経回路のメカニズムとは？

ここまでで〝脳は使わないと萎縮する〟ことは、ご理解いただけたと思います。次は一歩進めて、「脳は使っていればボケないのか？」「どういう刺激を送ればよいのか？」といった対策面を見ていきます。

話が少し難しくなってくるかもしれませんが、命にも関わることですので、ぜひ最後までお付き合いください。

それでは、まず予備知識として、ニューロンと神経回路の説明をいたします。

次頁の図8を見てください。

神経細胞すなわちニューロンは、「細胞体」、「樹状突起」、「軸索《じくさく》」の三つの部分から成っています。

軸索はふつう一本で、他のニューロンに電気信号を送る役目をしています。

これに対し樹状突起はたくさんあり、他のニューロンからの信号を受け取る役目をしています。

軸索の終末は他のニューロンの樹状突起につながっており、この結合部分は「シナプス」と呼ばれます。

シナプスは拡大すると、ごくわずかに隙間が空いています。これを「シナプス間隙《かんげき》」と呼びます。

シナプス間隙は電気を通さないため、ここまで送られてきた電気信号は、いったん化学信号に置き換えられます。

すなわち、シナプス間隙の手前まで電気信号が届くと、軸索側のシナプス小胞から化学物質が分泌され、それらが樹状突起側の受容体にキャッチされるや再び電気信号に変換され、別のニューロンへと伝えられて、その動きが連鎖していくのです。

なお、この時に分泌される化学物質は「神経伝達物質」と呼ばれ、その代表的なものと

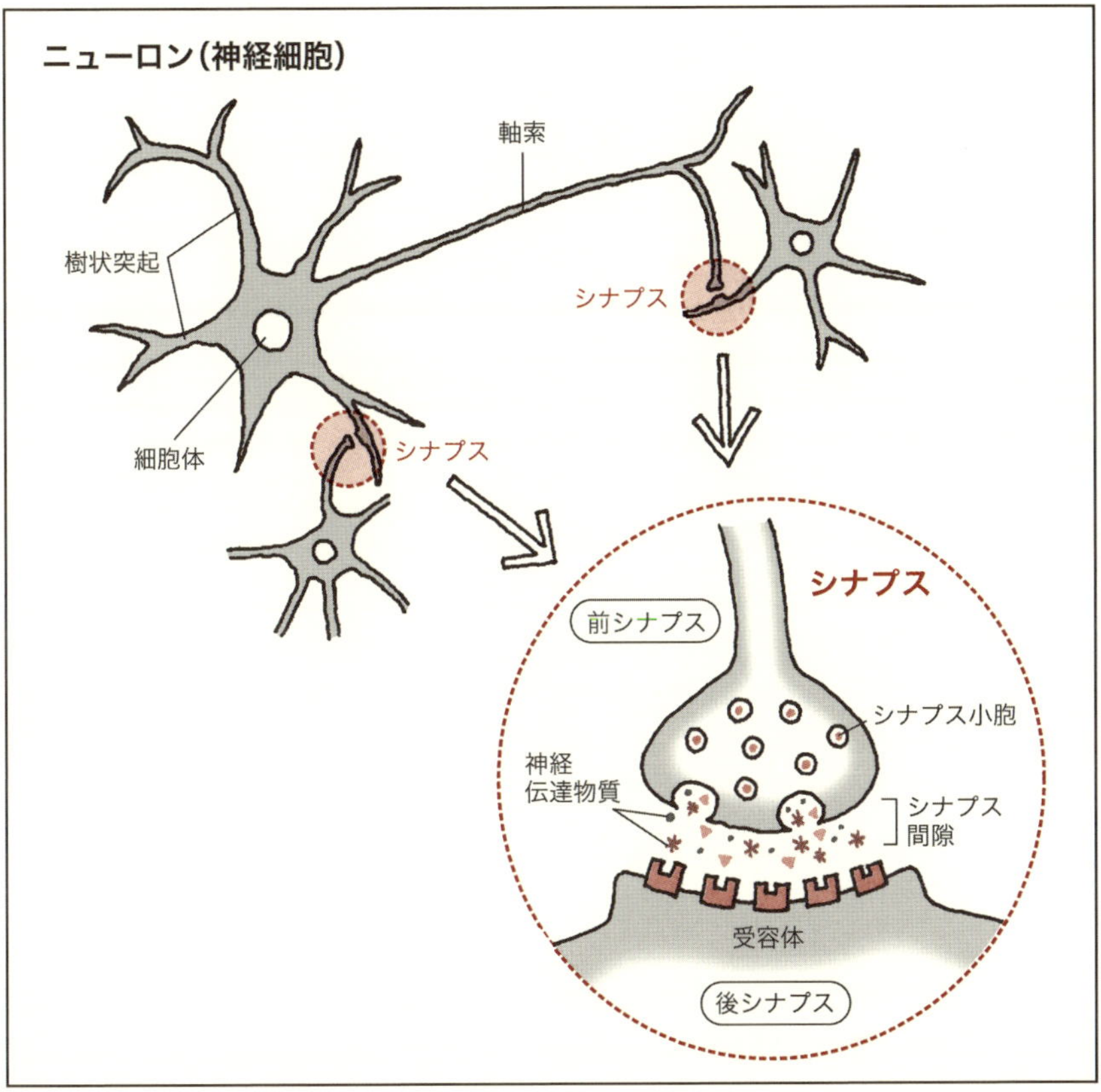

図8　ニューロン（神経細胞）とシナプス

しては、アセチルコリン、グルタミン酸、セロトニン、ドーパミン、ギャバなどがあります。

以上がニューロンの基本的な仕組みです。

実際には無数のニューロンが網の目のように繋がり、シナプスを通じて情報の受け渡しをしています。

このニューロンのネットワークを「神経回路網」と呼びますが、それがどのくらい複雑に絡み合っているかというと、ニューロンの数が脳全体で一千億個以上、そして、それぞれのニューロンには一個につき一万個ほどのシナプスが付いていますから、全部で一千兆個以上のシナプス群があることになり、信じられないほど複雑なネットワークであることがわかります。

銀河系の星の数は二千億個と言われますので、このシナプスの数は、それをはるかに超える超天文学的な数字となるわけですが、無限に近いこの神経回路網があるからこそ、記憶を脳の中に保持できるのです。

素晴らしき〝脳の可塑性〟

「ドクトル、脳の神経回路網は、すごく複雑に絡み合っているけど、人間の脳とコンピュータとの違いは何ですかね？」

「そりゃ、人間の脳には〝可塑性《かそせい》〟があるが、コンピュータにはそれが無い、という言葉に尽きるね。人間の回路は〝生き物〟であって、環境や必要性に応じて変われるけど、コンピュータの回路はそれができない。いつまでたっても設計された通りで、変わることがない」

「脳の可塑性ですか。ついに出てきましたね。この世界では横綱クラスの言葉ですな。これがあるから人間はすごいんだと。でも、具体的にはどうすごいのか？」

「たとえば、コンピュータは回路を遮断されれば終わりだろ。ところが脳は、神経回路が一旦断たれても、その周辺の組織がそれを補って生命活動を維持するという素晴らしい柔軟性があるんだ。これを〝脳の可塑性〟と呼ぶ。それに、これが重要なのは、記憶そのものの解明にもつながってくるんでね」

「それで横綱クラスなんですね。ところで、脳に可塑性があるとわかったのは、そう昔のことじゃありませんよね？」

「ああ、まだ二、三〇年さ。有名なのはヌード博士がやったリスザルの実験だ。これで脳の可塑性が証明された」

ドクトルが話してくれたリスザルの実験は、「なるほど！」と手を叩きたくなるほど鮮やかな、科学実験のお手本とも言えるものです（コラム参照）。

コラム

脳の可塑性の解明

脳には素晴らしい柔軟性がある　リスザルの実験

一九九六年、リハビリの世界に革命をもたらした「リスザルの実験」が米国カンザス大学のランドルフ・ヌード博士によってなされました。これは「脳の可塑性」を証明した歴史に残る実験です。

まず博士たちは、リスザルの脳に人工的な脳梗塞を起こさせ、片方の手の指を麻痺させました。

そうしたうえで自由なほうの手をわざと使えないようにして、穴の中のエサを取らせました。するとリスザルは不自由なほうの手を伸ばし、動かない指で必死にエサを取ろうとします。エサがポロポロと落ちます。しかしリスザルは諦めません。

そうやって訓練を続けていたある日、驚くべきことが起きました。脳神経をやられてピクリとも動かなかったリスザルの指が動いたのです！　さらに日を追うごとに指の動きは良くなり、エサを取るのがうまくなっていったのです。

そうしたことを観察する一方、博士は、リスザルの脳で何が起こっているかを追跡しました。

人工的に破壊したのは一次運動野の一部の領域ですが、そのあたりは事前に微小電極を当て、どういう機能を持つかの精細な脳地図（専門家は「脳機能局在」とか「体部位再現地図」と呼んでいます）を完成していましたので、訓練によりその地図がどう変わるかを見ていたのです。

すると驚くべきことが起こりました。

破壊されたのは指を動かすニューロンです。ニューロンは再生しませんから、指の麻痺は治らないはずです。ところが指が動きました。脳の中でいったい何が起こったのか？

死んだニューロンはそのままでした。ところがそれに隣接する手首・前腕・肘・肩を動かすニューロンのかなりの部分が、指を動かすニューロンに変わっていたのです（専門的には「指を動かす体部位再現領域が拡大した」と言います）。

このように脳には（リスザルも人間も同じですが）、ニューロンを破壊されても別のニューロンがそれを補って機能を維持するという素晴らしいメカニズムがあり、これを「脳の可塑性」と呼んでいます。

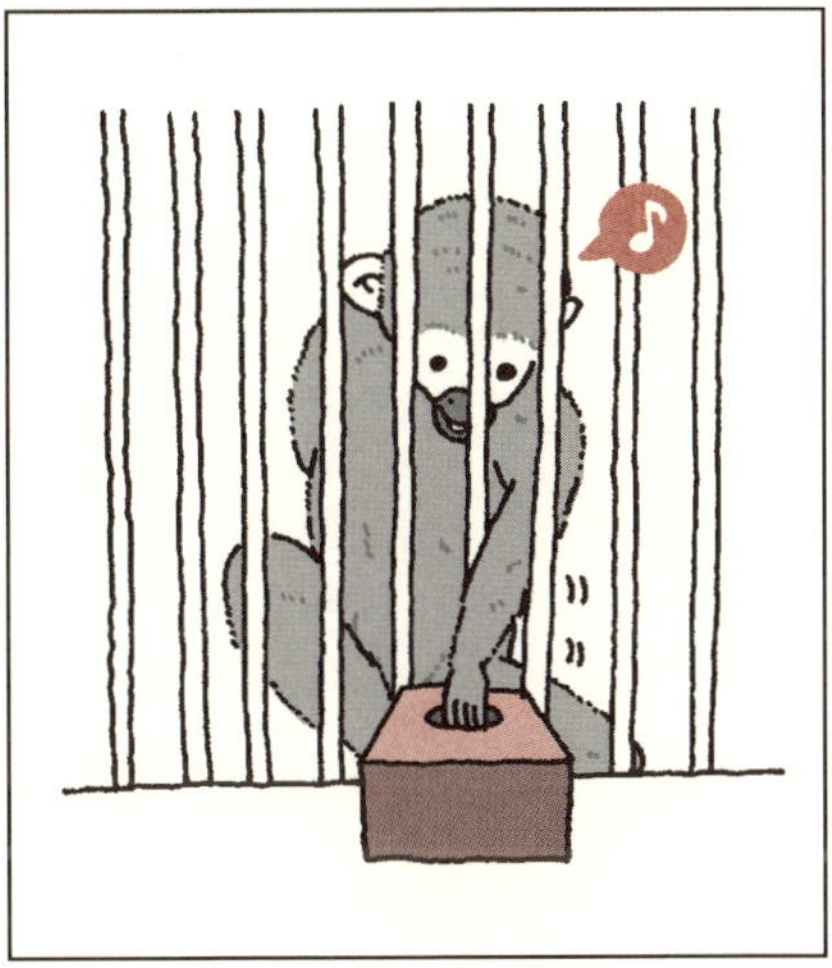

この「脳の可塑性」の発見は、リハビリテーションの分野に大きな変革をもたらしました。たとえば、これを理論的根拠として、脳卒中による手足の麻痺などを治す「CI療法（拘束運動療法）」が開発されました。また、「ニューロリハビリテーション（神経リハビリ）」という新しい分野も生まれました。これらのことは、まだつい最近の出来事です。

ニューロンは再生できる

「人間の脳細胞は一日に一〇万個失われる。大人の脳細胞は一切増殖できないから、減る一方だ」

というようなことを聞いたことはありませんか？

これが間違いだということが最近になってわかってきました。ドクトルから聞いたことをまじえながら、その辺の話をまとめてみましょう。

ニューロンを世界で初めて発見したのはスペインのラモニ・カハール博士で、博士はこの功績により一九〇六年のノーベル医学・生理学賞を受賞しました。

電子顕微鏡も無い一〇〇年以上前に、シナプス間隙まで見つけていたのですから大変なものですが、問題は、その権威ある人物が「成体期のニューロンは再生しない」と主張したことです。

　このため一世紀近くこれが定説となり、「成人の脳細胞が新しく生まれることはない」と誰も信じて疑わなかったのです。

　もちろん、それに疑問を持つ学者もいました。一九六二年にはジョセフ・アルトマン博士が大人のラットの海馬に「新生ニューロン」を発見しました。また、一九八四年にはフェルナンド・ノッテボー博士がカナリアの脳にそれを確認しました。ところが、ヒトの脳ではなかったためか、それらは無視されて終わる結果となったのです。

　しかし、定説の覆る日が来ました。一九九八年、スウェーデンのピーター・エリクソンとアメリカのフレッド・ゲージ両博士が、〝成体脳でのニューロン新生〟を発見したのです。

　たしかにカハール博士が言うようにニューロン自体は分裂しません。しかし、「神経幹細胞」というニューロン前駆体、細胞の元になるようなものがあって、それが分裂・増殖して新しいニューロンに成長していることを突き止めたのです。

　エリクソン博士たちは、それを死亡した患者の海馬の中に見つけました。何と海馬の歯《し》状回《じょうかい》という部位では、生涯を通じて新しいニューロンが生み出されていたのです。

　これを「ニューロジェネシス」、日本においては「ニューロン新生」と呼びますが、まさに世紀の大発見です。

「それにしても、なぜ海馬でだけ、それが起こるんでしょう？　海馬は、脳の中でも最も萎縮が起きやすい。それで、萎縮を防ぐためにニューロンの増殖機能を持たせたんでしょうか？　それだとしたら、前頭前野でもニューロン新生が起こってよさそうなものですが……」

そう尋ねるとドクトルは、

「と願いたいのだが、前頭前野でのニューロン新生はまだ発見されてないんだ。神経幹細胞は見つかったんだが、それが新生ニューロンにまで成長した証拠はまだ挙がっていない」

「そうすると、海馬ではニューロンを増やせるけど前頭前野では難しい、となりますね？」

「現状では、そういうことだね。……おや、もうこんな時間か。サム、そろそろ今日は終わりにしよう。この続きは来週ね」

前頭前野のニューロンは増やせないと聞いて、私はガッカリしていました。作戦を少し変えねばなりません。せっかくドクトルが教えてくれた次の二つの方法、

①鍛錬によってニューロンの数を増やす——量的対策
②鍛錬によって神経回路の機能を高める——質的対策

ですが、このうち①については、海馬では可能でも前頭前野では無理になります。
一方、②のほうは、海馬でも前頭前野でも可能です。ということは、②の方法に特に力を入れ、その確立と理論化を急がなくてはなりません。

一つ心強く思うのは、「リスザルの実験」で見たように、人間の脳には素晴らしい可塑性があることです。適切な刺激を与えれば、それは必ず脳の活性化に繋がるはずなのです。そして、後に詳しく書きますが、鍛錬によって〝閾値《しきいち》を超える刺激〟を与えれば、ニューロンの軸索が強固になるだけでなく、シナプスの結合も強固になり、神経回路のネットワークが強まることがわかっています。

さらにこれは仮説になりますが、シナプス結合が強まればニューロンの脱落が収まり数の減少も防げるはずだと、つまり質的対策が量的対策をも兼ねるのでは、と思っているのです。

とにかく海馬も前頭前野も、鍛えれば鍛えるほど強固になると考えて間違いありません。大事なのは〝ギリギリで行う脳の鍛錬〟です。それは、現在の脳の働きを高めるだけでなく、将来に向けてのボケ防止にも繋がります。

鍛錬効果の科学的根拠《エビデンス》とは

それから一週間ほどたったある日、私はドクトルの研究室にいました。目の前には私が持参した甕《かめ》入りの焼酎、そしていつものように柿ピーと塩辛が並んでいました。

「これありがとう。しっかり読みました」

私は二冊の本を机の上に置きました。それは、先週、帰る時に、

「ドクトル、鍛錬の効果について、はっきり書いた本ってありますか？」

という私の求めに応じて貸してくれたものです。

そのうち一冊は、ジョージ・ワシントン大学のジーン・コーエン博士が書いた『いくつになっても脳は若返る』（ダイヤモンド社）。もう一冊は、スウェーデンのカロリンスカ大学のターケル・クリングバーグ教授が書いた『オーバーフローする脳』（新曜社）でした。

一冊目の著者、老人医療の権威コーエン博士は、その本の四頁で、「脳の可塑性」について次のように述べています。

「かつて考えられていたよりも、脳はずっと柔軟で適応力があるというのは、何よりも大きなニュースです。脳は年齢を重ねても、新たに脳細胞どうしを結合させて新しい記憶を形づくる能力を維持するだけでなく、丸ごと新しい脳細胞も生成するのです。（中略）ま

た多くの科学研究によって、「使わなければダメになる」という説が正しいことも立証されました。つまり、運動で筋力が増すように、知力も脳を使って刺激を与えることで強くなっていくのです」

また同書三九頁では次のように断言しています。

「脳の機能は筋肉と同じように、使えば強くなるし、使わなければ低下します」

これは私たちの鍛錬法には極めてありがたい言葉です。

脳は刺激を与えることをやめると、ニューロンが脱落し萎縮します。これを廃用性萎縮と呼ぶことは前にも述べました。

では、どうしたらよいのかというと、繰り返しになりますが、

①ニューロンを新しく増やす

②シナプスを鍛え神経回路を強固にする

この二つです。前者は海馬においてそれができます。後者は海馬と前頭前野でそれが可能です。

このために俳句を使って「遅延筆記法」で鍛錬していこうというのが、本書のめざすところです。

二冊目のクリングバーグ教授の本は、ワーキングメモリについて書いたものです。

脳を鍛える方法やそのメカニズムについては、世界中の研究機関が取り組んでいます。認知症患者の急増は医療費の大きな負担となりますから、どの国も、薬や手術に頼らずに済む予防法・治療法を求めて研究費の助成などを積極的に行っています。

スウェーデンのカロリンスカ大学もその一つ。ここではクリングバーグ教授のチームが、ワーキングメモリと脳の可塑性について注目すべき研究を行っています。

例えば二〇〇四年、博士たちは、トレーニングによりワーキングメモリが向上することを発表、翌年には、約二〇パーセントのワーキングメモリの改善と、約八パーセントの流動性知能の改善が実証できたと数値を入れて発表しました。

そしてより注目すべき発表が二〇〇九年二月、米国の科学誌『サイエンス』掲載の論文でなされました。これによると、「ワーキングメモリのトレーニングによって大脳皮質のドーパミンＤ１受容体の密度が変化することを実証した」というのです。

ドーパミンは意欲や学習に関与する神経伝達物質の一種で、不足するとパーキンソン病を引き起こしたりワーキングメモリに障害が出ることで知られています。このドーパミンを受け取るシナプスでの受容体の密度が変化した（増した）というのですから、「脳トレによって脳が物理的に変わった」ことになり、きわめてインパクトのある発見と言えるのです。

「ドクトル、このクリングバーグ教授は当たりでしたよ。教えてもらってよかった。パブメド（Pub Med）やなんかで論文を探したんですが見つけました。鍛錬効果の科学的根拠《エビデンス》として申し分ないものです。鍛錬で脳が物理的に変わってますからね。つまり、受容体の密度が増して伝達効率が高まり、記憶力や認知力がアップしてるんです」

「これは二〇〇九年の発表か。東北大の川島隆太教授が〝脳トレ〟で周囲から批判を浴びた頃だね。この論文がもう少し早く出ていたら、あれほど批判されなかったかもね」

「川島教授は、脳トレでいくら脳の血流量が増えても、それで機能が高まったとは言えんだろ、と批判されたんでしたね。エビデンスがちょっと不足してたんだな」

「それこそクリングバーグの論文を借りて……とはいかなかったもんかな。二人はカロリンスカ大学で一緒だったのだから」

「そうか、川島教授が著書に書いてましたね。カロリンスカ大のローランド教授に付いてポジトロンCTの使い方を習ってたら、そこにクリングバーグもやってきたと。だから川島教授が兄弟子になるわけですね。ところが、二人はあることで袂を分かってしまう。そのためか二〇一〇年に出した『さらば脳ブーム』（新潮新書）という本でも、川島教授はクリングバーグのこの論文にひとことも触れていません」

「そうだ、いま思い出したんだが、エビデンスと言えばだ、サム、君の国に立派なものがあったじゃないか、ロンドンのタクシー運転手の海馬を調べた……ほら……」

「エレノア・マグワイア博士ですね。有名です。確かにエビデンスにはなりますね」

ドクトルが持ち出したのは、ユニヴァーシティ・カレッジ・ロンドンのエレノア・マグワイアらの研究チームによる二〇〇〇年発表の論文です。

彼女らは〝ロンドンを走るタクシー運転手一六人の海馬〟を調べました。この運転手たちは、複雑なロンドンの街を隅から隅まで覚えていて、地図を見ることなくサッと目的地に行けます。そこで教授は、

「空間記憶に関係しているのは海馬だわ。毎日ロンドンの迷路で鍛えてる彼らの海馬は、もしかすると普通の人より大きいんじゃないかしら……」

と思ったらしいのです。

そこで調べてみると結果はどんぴしゃり。運転手たちの海馬は一般人よりも大きく、ニューロンの数がなんと二〇パーセントも多かったのです。

この事例により次のことが言えます。

①鍛えることで海馬のニューロンは増える（二〇パーセント増える可能性が）

②その結果、記憶力が増す（ロンドンのタクシー運転手の脳はカーナビ以上と評判）

さらに、

③廃用性萎縮や認知症の予防にもなる

と続けたいところですが、これは少し言い過ぎかもしれません。

廃用性萎縮や認知症は前頭前野でも起こりますから、海馬だけを鍛えていてもダメです。しかし、海馬が鍛えられれば記憶障害には強いはず。認知症の半分は防げる可能性があります。

「ロンドンのタクシー運転手の認知症率わずかに○・……パーセント、マグワイア教授が発表」

そんな新聞記事がある時に出るかもしれません。というのは、教授はおそらく、追跡調査をしているはずですから。

記憶の実体がわかった！

「サム、僕らいつも塩辛で焼酎を飲んでるけど、その意味がわかるかい？」

「いや……」

「実は、これも認知症対策なんだ」

「えっ、それはなぜに？」

「身体の中にはもともと血栓を溶かすウロキナーゼという酵素がある。ところが焼酎や塩辛を食べると、このウロキナーゼが増えて血液がサラサラになるんだ」

「ということは、コレステロール対策にもなるし、脳血栓も予防できると……」

「そう。あらゆる食品の中で血栓溶解作用を持つのは納豆と塩辛くらいだ。ところが、酒のつまみに納豆は合わないから、今のところ塩辛がベストだ。まあ、塩分の採りすぎはよくないがね」


認知症の原因はアルツハイマーが七割ですが、脳血管障害も二割を占めます。血管が詰まって、その先に血液が行かなくなり、脳細胞が壊死して認知症になるケースも多いのです。ウロキナーゼは、この血管のつまりを解消し、脳血管性認知症を予防する——とドクトルは言うのです。


「なるほど。かつて世界一の長寿者と言われた奄美の泉重千代さんは、毎日、黒糖焼酎を飲んでましたからね。だけど、焼酎にそこまでの効能があったとは……」

「サム、感心してる場合じゃないよ。本題に戻らないと。先ほどの話で鍛錬が有効だというエビデンスが三つ挙がったわけだが、そこから、もう一段踏み込んでみないか?」

「えっ、というと?」

「記憶とは何か、という問題さ。ニューロンや神経回路の仕組みについては、すでに論じた。では、そのどこに、どういう形で記憶というものが貯蔵されているのか、〝記憶の実体〟とは何かに迫ってみよう」

記憶は脳神経科学の世界において〝最大の謎〟と言われてきました。科学者たちが記憶にこだわるのは、それが人間活動の根本にあるからです。思考も認識もコミュニケーションも、記憶をベースにして成り立っています。そのため記憶の仕組みが解明されないと、それ以外の研究も進まないことになります。ドクトルが記憶にこだわるのも、自分の研究するテーマとの関連で、この〝記憶の謎〟に取り組む必要があったのかもしれません。

「記憶とは何か、脳のどこに、そしてどのように貯蔵されているのかという研究は、かなり前からやられてましたよね？」

「うん、そうした中で、その疑問に答える大胆な仮説を発表したのが、カナダの心理学者ドナルド・ヘブだ。一九四九年のことだから、今から六〇年以上前になるな」

「ドナルド・ヘブというと、シナプス可塑性についての法則〝ヘブ則（ヘブの法則）〟で有名な……」

「そう、彼は二つの仮説を発表した。一つは〝ヘブ則〟、そして、もう一つは〝セル・アセンブリ仮説〟だ」。

「後のほうは知りませんが、それも記憶に関するものですかね？　そう言えば、ヘブ博士は、記憶の在《あ》り所《どころ》を探って行くうちに、ついにはシナプスに的を絞ったんでしたね」

「おや、勉強してるじゃないか、サム。確かにヘブはそう思ったんだ、特定の情報を記憶痕跡《エングラム》として留めておけるのはシナプスしかない！　とね。というのは、脳の主成分のタンパク質や脂肪は、新陳代謝で一カ月もしないうちに更新される。ところが記憶というものは消えずにある。記憶を安定して留めておける場所はどこか、ということでシナプスに目をつけた」

ここで、ヘブ則についてドクトルから聞いたことを説明します。

以前ニューロンについて勉強した時にも出てきましたが（五四頁参照）、ニューロン同士が繋がり合う接合部をシナプスと言い、そこにはごくわずかな隙間「シナプス間隙」があります。ここに電気信号が届くと、神経伝達物質という化学物質が分泌され、それが対岸の受容体に届くと、再び電気信号に変換され他のニューロンに伝わっていく――という仕組みです。

ヘブ博士はこのシナプスを中心とした神経回路に記憶痕跡《エングラム》が形成されると考えました。記憶痕跡《エングラム》――記憶の痕跡、というか記憶そのもの――は、初期には単なる概念に過ぎないと思われていましたが、徐々に実体として考えられるようになってきました。

ニューロンは通常、細胞膜の外側がプラス、内側がマイナスになっています（静止電位）。ところが、ある閾値《しきいち》を超えた刺激（信号・情報）がニューロンに加わると、このプラス・マイナスの電位差が逆転し（活動電位）、その現象が波を打つように連続して軸索を伝わって行きます（この現象を「発火」と言います）。

そこでヘブは次のような仮説を立てました。

「二つのニューロンがあり、ニューロンAの発火によってニューロンBが発火する時、シナプスでの神経伝達効率が増強され、刺激（信号・情報）が伝わる。シナプスにおけるこの特異な現象こそ、記憶と学習の仕組みそのものである」

さらに、この「ヘブ則」が成り立つためには「協力性」「連合性」「入力特異性」の三つのルールが当て嵌まるはず、としました。そして、シナプスにおいて神経伝達効率が変化することを「シナプス可塑性」と呼んだのです。

可塑性については前にも「脳の可塑性」という言葉で出てきましたが、粘土のような性質と思えばいいのです。可逆性があり、機能を保持したり消したりできる柔軟な性質です。

ちなみに「ヘブ則」のルールの一つ「協力性」とは「閾値を超えた強い刺激（信号・情報）が来て初めてシナプス可塑性は発揮される」というもの。すなわち「弱い刺激では記憶痕跡《エングラム》は残せない」のです。


「なるほど、閾値を超えた強い刺激だと記憶痕跡《エングラム》となって残る。だからギリギリの鍛錬が有効なわけですね。ところで、ヘブ則については知ってましたが、もう一つの〝セル・アセンブリ仮説〟というのは、なんですか？」

「サム、もう一段踏み込もう、と言ったじゃないか。それがここだよ！　実はこの仮説こそ、君の本の理論的柱になりうるものなんだ」

「えっ、というと……」

「セルは〝細胞〟、アセンブリは〝集まり〟、合わせると〝細胞集団〟だが、イメージとしては、〝ニューロンが繋がり合って一群の房《クラスター》のようになった状態〟と言えるかな。だから僕はこれを〝ニューロン集合体《クラスター》〟と呼んでる」

「それで……それがどういう意味を？」

「何を言ってるんだ、サム。記憶は単一ニューロンとしてあるのではなく、セル・アセンブリ、すなわち複数のニューロン集合体《クラスター》としてあると言うんだ。長い間学者たちが探していた記憶痕跡《エングラム》、〝記憶の実体〟がこれだ。そして、このように物理的に存在するなら、それこそ鍛錬の対象物になりうるし、鍛錬は十分に可能となるじゃないか」

「なるほど！」

「ただし、これはあくまでも仮説、実験で証明されるまでは仮説に過ぎない……と思っていたら、なんと突然証明されちゃったんだ。聞いて驚くなよ、それが実証されたのは二〇一二年、しかも日本人研究者によってだ」

「ワオッ！（本当ですか！）、ドクトル！」

いつの間にか私は椅子から飛び上がり、その拍子に、手にした焼酎をこぼしてしまっていました。

ドクトルから説明を受けた「セル・アセンブリ仮説」とは次のようなものです。

まず、閾値を超えた強い刺激（信号・情報）が与えられると、「シナプス可塑性」が発揮され、ニューロンからニューロンへと発火の連鎖が起こり、神経回路の一部分を占めて広がります。そして、しばらく輝いたこのニューロン集合体《クラスター》は、発火が落ち着いた後に記憶痕跡《エングラム》として残ります。

この記憶痕跡《エングラム》こそ、ヘブ博士が考えていた〝記憶の実体〟にほかなりません。

記憶痕跡《エングラム》は〝電気が通りやすくなっているニューロンの繋がり〟と考えるとわかりやすいかもしれません。電気が通りやすいので、何らかのきっかけで刺激（信号・情報）が送られると再び一群の集合体《クラスター》となって発火する、それが記憶の蘇り、「想起」なのです。

そして、この記憶痕跡《エングラム》が、シナプスの繋がりが弱くなることでだんだんと薄れていき、強い信号を送っても反応できなくなる、それが「忘却」なのです。

この説明には、ヘブ博士以外の考えも加えられているようですが、「セル・アセンブリ仮説」の主旨はだいたいこうしたもので、〝記憶の実体〟に迫る画期的理論であることは確かです。

しかし残念なのは、この理論が仮説であること。証明がなされるまでは仮説に過ぎないことだったのですが、それが最近になって突然実証された、しかも日本人研究者の手によって――と言うのです。

記憶は神経回路に実在する

ドクトルから聞いたことをまとめると次のようになります。

まず「ヘブ則」ですが、それが実証されたのは、ヘブの仮説発表から二〇年以上経った一九七三年のこと。ティモシー・ブリスとティリエ・レモ両博士が、ウサギの海馬で「シナプス可塑性」を発見したことによってなされました。

二人はニューロンの軸索に一瞬だけ強い電気刺激を与えました。するとシナプス間隙での神経伝達物質の伝達効率が長時間にわたって上昇したのです。これが有名な「長期増強（LTP）」で、ヘブの仮説を裏付けるものでした（図9）。

粘土の固まりを指で押すと、そのまま粘土の表面に指の跡が残りますが、ちょうどそれと同じようなことが脳でも実際に起こったのです。これはヘブ博士の言う「シナプス可塑性」そのものでした。博士の二つの仮説のうちの一つが、これにより証明されたのです。

もう一つの「セル・アセンブリ仮説」の実証は、ずいぶんと年月が過ぎ、ヘブ博士が死去して二七年後の二〇一二年三月、英国の科学誌『ネイチャー』掲載の論文によってなされました。

著者は日本の利根川進博士を中心とするグループ。「記憶が特定の脳神経細胞のネットワークに存在することを証明」とニュースで報じられました。

利根川博士と言えば、免疫グロブリンの解明で一九八七年のノーベル医学・生理学賞を受賞した方です。ところが、ほどなく研究分野を免疫学から脳神経科学に変え、ここ二〇年ほどは〝記憶〟の解明に全力で取り組んでいました。

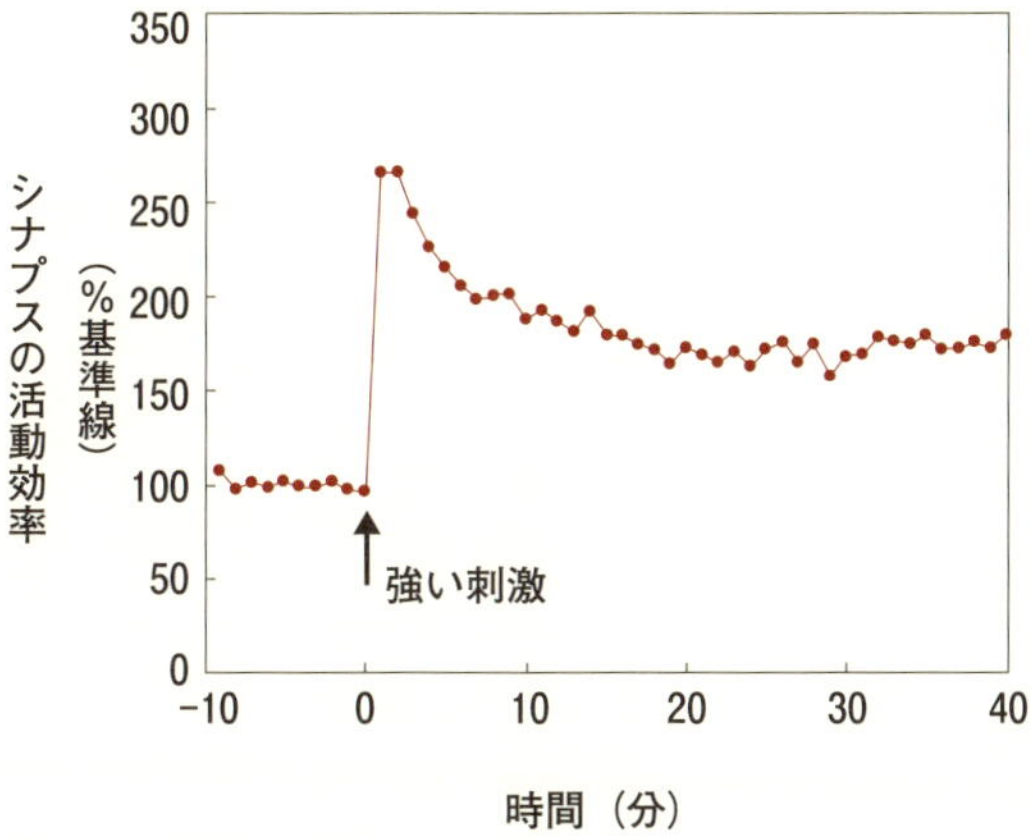

図9　記憶の長期増強（LTP）

博士たちが行った実験について要点だけ述べます。

「光遺伝学（オプトジェネティックス）」という、近年注目を集めている技術があります。これは緑藻類が持つ「チャネルロドプシン」という光活性化タンパク質を目標の細胞内に発現させることによって、光の照射だけでその細胞を刺激したり抑制したりできる技術です。博士たちはこの技術を活用しました。

まずマウスに電気ショックを与え、人工的に記憶痕跡《エングラム》を作り出しました。と同時に、そのショックを経験したニューロン集合体《クラスター》だけに光に反応するチャネルロドプシンを標識化しました。

これで光を当てれば、チャネルロドプシンを組み込んだニューロン集合体《クラスター》だけが活性化するはずです。すなわちここでの活性化とは〝記憶の呼び起こし〟になりますから、マウスはショックを与えられた時の記憶を思い出して、すくむ（動かなくなってうずくまる）はずなのです。

結果は予想どおりでした。脳にレーザー光を当てるとマウスはすくみ、光を消すと何事もなかったように動き回りました。

「記憶はニューロン集合体《クラスター》として物理的に存在する」というヘブ博士の仮説は、六〇年の時を経て、利根川博士らによって見事に証明されたのです。

「記憶が神経回路にニューロン集合体《クラスター》としてある、物理的に存在する、と証明できたことは大きいですね」

「利根川博士は講演でこうも言ってるよ——記憶というのは一つのシナプスが強化されて情報伝達効率が高くなることではなく、つながった一連の神経細胞において、情報が非常に通りやすくなった状態を指す、つまり、記憶というものはネットワークが作り出す現象なんだ、とね」

「記憶が集合体《クラスター》として物理的に捉えられるのであれば、記憶そのものを独立して取り出すことも、将来は可能になるかもしれませんね」

「サム、そんな先のことより、今やることがあるだろ。閾値を超える刺激があれば、記憶痕跡《エングラム》ができて脳は強固になる――それがわかったのだから〝俳句による脳の鍛錬〟は十分に可能だ。やれよサム、ボケは待っちゃくれない、この瞬間にもね。君が今できることを、まずやるんだ」

その瞬間、私の頭に、俳句が〝美しい言葉の花火〟となって弾け飛んでいくイメージが浮かびました。それは脳の闇の奥で次々と発火し、神経回路の網を〝光の波〟となって広がっていくのです。

「ドクトル、今回の協力、ほんとうに感謝です！」

私は彼の手を握って言いました。

「おかげで画期的な本になりそうです。それにしても日本という国は恵まれてますよね。俳句、焼酎、塩辛と、脳に良いものがこんなにあるんですから」

一〇〇歳でもボケない脳を持とう！

さて、最後のまとめをしてみます。

まず、記憶には記銘、保持、想起の三つの過程があり、記憶時間で分けると短期記憶と長期記憶とに分類でき、そこに情報処理の観点からワーキングメモリ（作業記憶）が加わります。

ワーキングメモリが関係している脳部位は前頭前野、そして海馬です。

海馬は記憶の管理塔。海馬がないと、新しい記憶を生み出すことができません。

前頭前野は脳の司令塔。思考・判断・創造性・意欲といった高次の機能を受け持ちます。

問題は、老化とともに忍び寄る脳の萎縮が、この二カ所において特に顕著なことです。

海馬が萎縮すると記憶障害、前頭前野が萎縮すると認知障害を起こします。

そうした脳の萎縮にいかに対処するかですが、効果的なのは、

①鍛錬によってニューロンの数を増やす
②鍛錬によって神経回路の機能を高める

の二つです。

脳は使わないでいると、いつかはニューロンが脱落し萎縮します。これを廃用性萎縮と呼びますが、老年性認知症の九〇パーセントは、この廃用性萎縮が原因と言われています。ジーン・コーエン博士は「脳の機能は筋肉と同じように、使えば強くなるし、使わなければ低下する」と述べています。

したがって対策は〝脳を使うこと〟、これに尽きます。

幸いなことに、神様は人間の脳に素晴らしい可塑性を与えてくれました。

刺激を与えれば、それは記憶痕跡《エングラム》となって残り、脳のネットワークを強めます。逆に、刺激が無いと、新たな記憶痕跡《エングラム》は生まれず、残っていた痕跡も消えて、脳のネットワーク

は崩れていきます。

ただし、どんな刺激でも記憶痕跡《エングラム》を作れるかというと、そうではなく、〝閾値を超えた刺激〟だけが、それを可能にします。

この閾値を超えた刺激のよい例こそ〝ギリギリで行う脳の鍛錬〟で、本書は俳句を使った「遅延筆記法」により、それを行うものです。


以上が、おさらいでした。そして次からは仮説含みのお話となります。

まず、近年実証されたこととして――
①閾値を超えた刺激が脳に加わると、ニューロン発火の連鎖が起こる
②その時、シナプスではＬＴＰ現象が起こり、記憶痕跡《エングラム》ができる
③記憶痕跡《エングラム》は、ニューロン同士を繋ぐシナプスの結合を高める
④その結果、記憶痕跡《エングラム》は、ＬＴＰ現象が収まった後も、電気信号が通りやすい一群のニューロン集合体《クラスター》として消えずに残る
といったことが挙げられます。

そこで思いつくのは、大胆な仮説になりますが、次のような事柄です。

「こういう集合体《クラスター》を脳の中にたくさん持てば、脳の構造が強くなって、脳は一〇〇年くらい縮まずにもつのでは？」

「刺激が無いと記憶痕跡《エングラム》は薄れ、シナプスの結合が弱まると言う。それから考えると、ニューロン脱落や脳萎縮が起こる最大の要因は、これなのでは？」

「脳にアミロイドβが沈着し老人斑が出始めてから、アルツハイマー発症まで二〇年以上かかると言う。それなら、まだ間に合うのでは。つまり今すぐ鍛錬を始めれば、アルツハイマーとは無縁でいられる？」

疑問や仮説は次々と生まれて尽きません。これらに答えてもらうには、まだまだ長い年月と検証の積み重ねが必要です。でも、いつの日かはきっと、優れた研究者が現れ、この問題をすっきり解決してくれることでしょう。

左の頁に、脳を建物に喩えた〈ここが分岐点！〉の図を示しました（図10）。さあ、あなたはどの位置にいますか？

家が雨漏りしても少し手を入れれば済むように、脳も早い時期なら十分にメンテが利きます。なにしろ人間の脳には素晴らしい〝可塑性〟がありますから。

とにかく大事なのは、鍛錬によって脳の中に〝電気の通じやすいルート〟をたくさん作っておくことです。それこそ一生モノの宝になるでしょう。

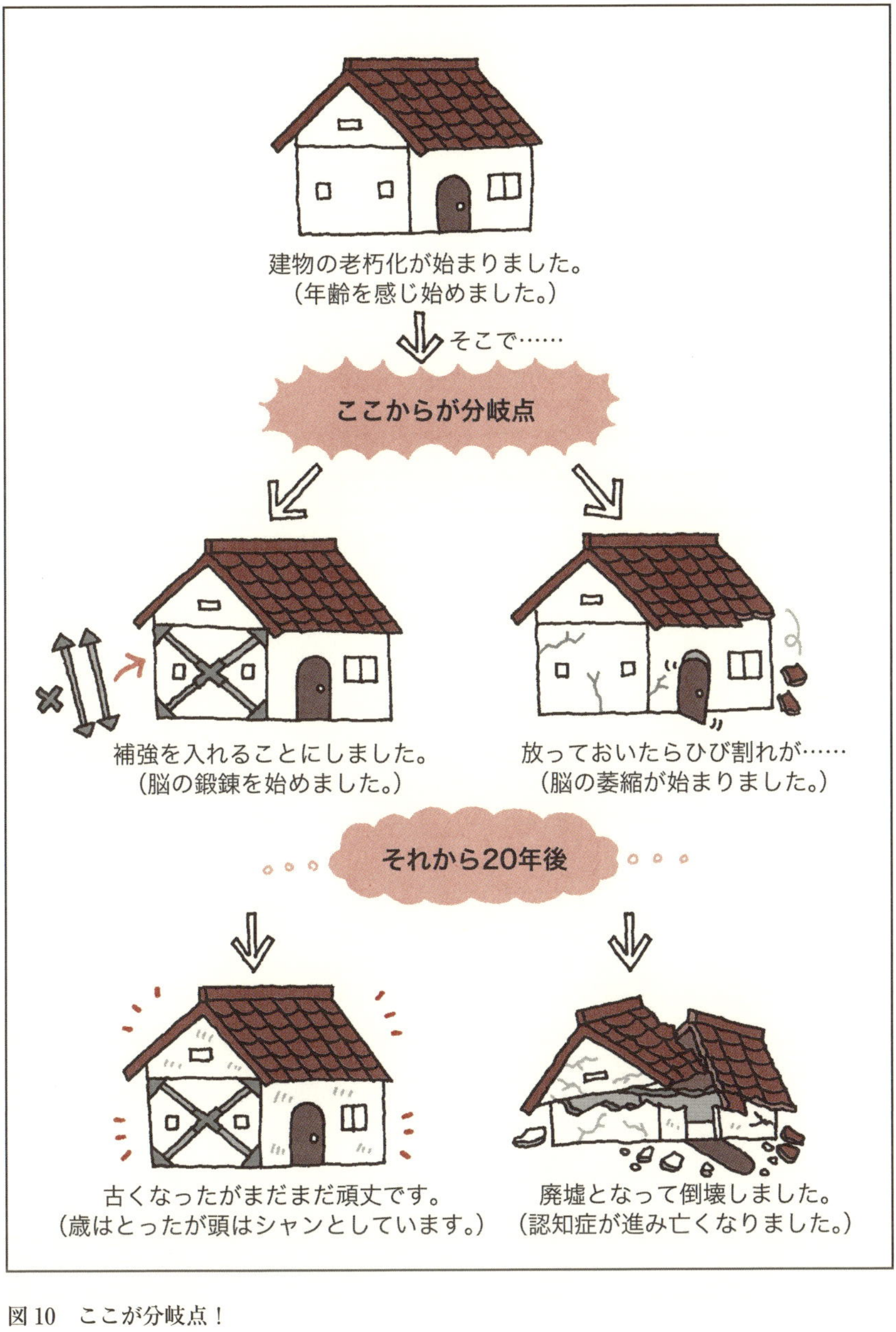
建物の老朽化が始まりました。
（年齢を感じ始めました。）
そこで……
ここからが分岐点
補強を入れることにしました。
（脳の鍛錬を始めました。）
放っておいたらひび割れが……
（脳の萎縮が始まりました。）
それから20年後
古くなったがまだまだ頑丈です。
（歳はとったが頭はシャンとしています。）
廃墟となって倒壊しました。
（認知症が進み亡くなりました。）

図 10　ここが分岐点！

憶えて！　書いて！

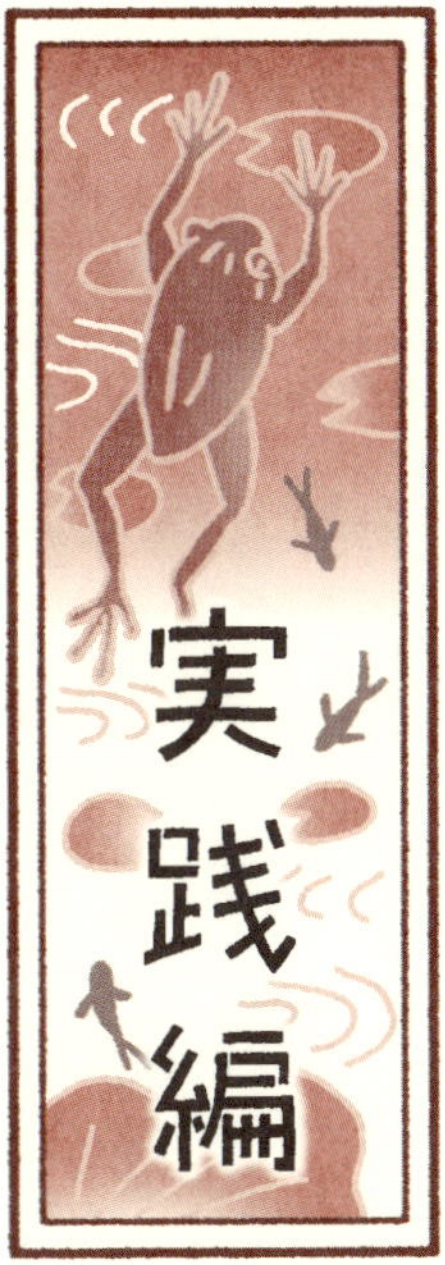

極めつけの名句一五〇選

記憶痕跡《エングラム》で脳の構造強化を！

それでは、実践に移ることにしましょう。

ここまで読まれた方には、これから何をするかは言わずと知れたこと――そう、俳句を使って脳の鍛錬をいたします。

脳は使わないと萎縮します。コーエン博士は「脳の機能は筋肉と同じように、使えば強くなるし、使わなければ低下する」と言っています。〝脳の廃用性萎縮〟に対抗し、それに打ち勝つには、〝脳を使う〟この策に尽きるのです。

そこで本書では、俳句五〇〇年の歴史の中で作られた六万句の中から、特別に一五〇句を選出しました。

これらの俳句を使って行うのは、次の二つのことです。

①閾値を超えた刺激となるよう、〝ギリギリでの脳の鍛錬〟を行う

②長期記憶を作るために、一五〇句をなるべく多く暗記する

この目的は、前半で述べたように、脳の神経回路網に記憶痕跡《エングラム》を残すためです。記憶痕跡《エングラム》を残せば、脳の構造は強化されます。記憶痕跡《エングラム》は単一のニューロンではなく一群の集合体《クラスター》として脳内に残りますから、鍛錬によって記憶痕跡《エングラム》を残せば残すほど、脳の構

造は強化され、機能が高まります。

「それはわかった。でも①はよいが、②もやる必要があるの？」

という方がいるかと思いますが、ぜひともやっていただきたいのです。

①によって記憶痕跡《エングラム》ができたかどうかは確かめる術《すべ》がありませんが、②によって長期記憶ができれば、それはすなわち記憶痕跡《エングラム》ができたことと同じとなり、脳の構造強化につながります。これをやらない手はありません。

それに、考えてほしいのですが、この数年間で何かを暗記したことがありますか？「そう言えば、学校時代に歴史の年代を暗記して以来、一度もやってないな」という方が多いのではありませんか？

この機会に、ぜひ暗記による脳鍛錬――新たな記憶痕跡《エングラム》を作り出すことによる脳の構造強化に取り組んでください。まだ十分に間に合います。目標は「一〇〇歳になってもボケない脳の獲得」です。

俳句鑑賞で脳の活性化を！

本書にふさわしい俳句とはどういうものか？　この命題で考え抜いて出てきた結論は次のようなものでした。

①脳、とくに前頭前野に良い刺激となる句
②記憶するにふさわしい文学的価値のある句

この二つの要求を満たす句を集めることにしました。俳句による脳の鍛錬が大きな成果を生むには、これが大きなカギとなるはずです。

ひとつ言えるのは、俳句は世界最短詩型、わずか一七音ですが、その中に小宇宙を取り込めるほどの凝縮力・爆発力を秘めているということです。

ここが1＋1＝2のような〝数字を使った鍛錬〟とは大きく異なるところ。複雑で思いもかけない効果が期待できます。

たとえば、それが名句・秀句であれば、〝感動〟が惹き起こされ、それは閾値を超えた強い刺激となって記憶痕跡《エングラム》の形成につながります。

さらに、優れた句は、さまざまな〝連想〟を生み出します。

たとえば内藤丈草《じょうそう》の

鷹《たか》の目の枯野《かれの》にすわるあらしかな

を、じっくり味わうと、

「精悍な鷹の眼。逆立つ羽毛。鋭い爪が木の枝……ではなく鷹匠の腕に。彫《ほり》の深い老人の顔。その背後には青空も。そして枯野に渦巻く嵐……」

といった〝連想〟が次々と浮かぶことでしょう。

これはとてもいいことです。この連想が働いている時、前頭前野や海馬の神経回路網では、すごいスピードで電流が走っているはずですから。

とにかく、本書における鍛錬では、俳句の〝鑑賞〟が重要となります。一句一句を深く味わいながら、脳の鍛錬を進めてください。

〝蕉風の名句〟でボケ封じを！

収録俳句の方針は決まりましたが、では実際にどの句を採用すべきか——そこで登場するのが、松尾芭蕉です。

芭蕉については皆さんもご存じのとおり、江戸時代に、俳諧の芸術性を和歌と並ぶレベルにまで一挙に高め、その功績により俳聖と呼ばれている人です。

どのように芸術性を高めたかというと、それまでの貞門・談林派は洒落や滑稽などの言語遊戯に終始していましたが、芭蕉はそれを純粋詩・象徴芸術にまで高めたのです。

これは実例を見るとよくわかるので、貞門俳諧の祖・松永貞徳の句を次に挙げます。

しをるるは何かあんずの花の色

ここでは「杏子《あんず》」を「案ず」に掛けているのが手柄、ただそれだけです。芭蕉の句と比べるまでもなく、詩的感動とは程遠いものです。縁語《えんご》や掛詞《かけことば》を使ったこうした言葉遊びが、芭蕉以前の俳諧だったのです。

芭蕉が打ち立てた新しい俳諧は「蕉風《しょうふう》」と呼ばれました。ドナルド・キーン博士は、「単なる警句的な機知のひらめき以上のもの」そして「心に宿った詩想を一つの凝縮として表現しうる俳諧の世界」が芭蕉によってもたらされた、と述べています（『日本文学史』近世篇 二）。

確かに、蕉風には「人の精神を高める何ものか」があります。

本書では、これを旗印にしました。つまり、蕉風を基準に、蕉風に準ずる名句・秀句を一五〇句集めることにしたのです。

脳に刺激となり、鑑賞に耐え、深い感動や生き生きした連想を惹き起こすことのできる俳句は、そう多くありません。しかし、〝蕉風の名句〟なら、それができます。

蕉風の素晴らしさについては、巻末でもう一度述べますが、それより前に、この辺でそろそろ〝本番〟に入ることにしましょう。

〝俳句による脳の鍛錬〟初級編の始まりです。

一句を使った鍛錬

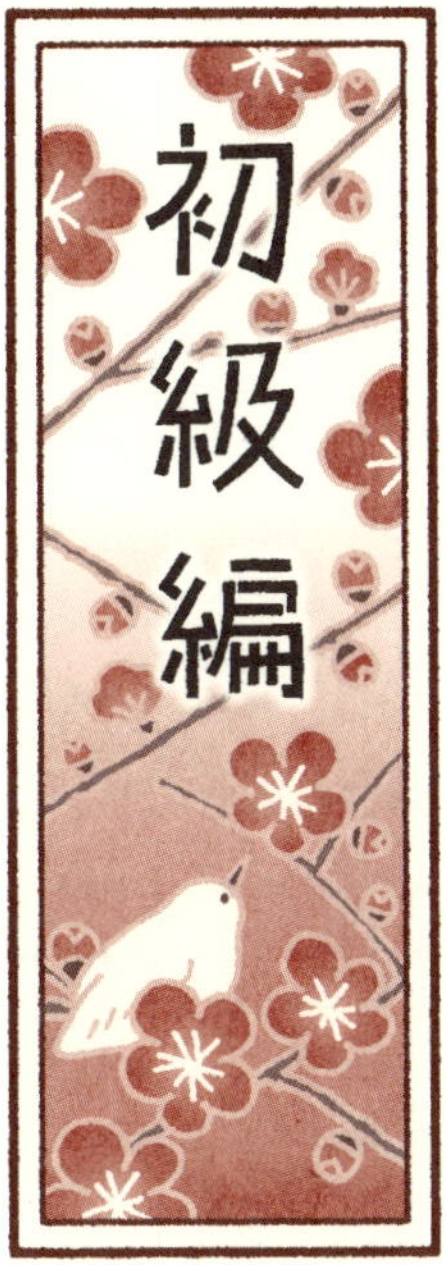

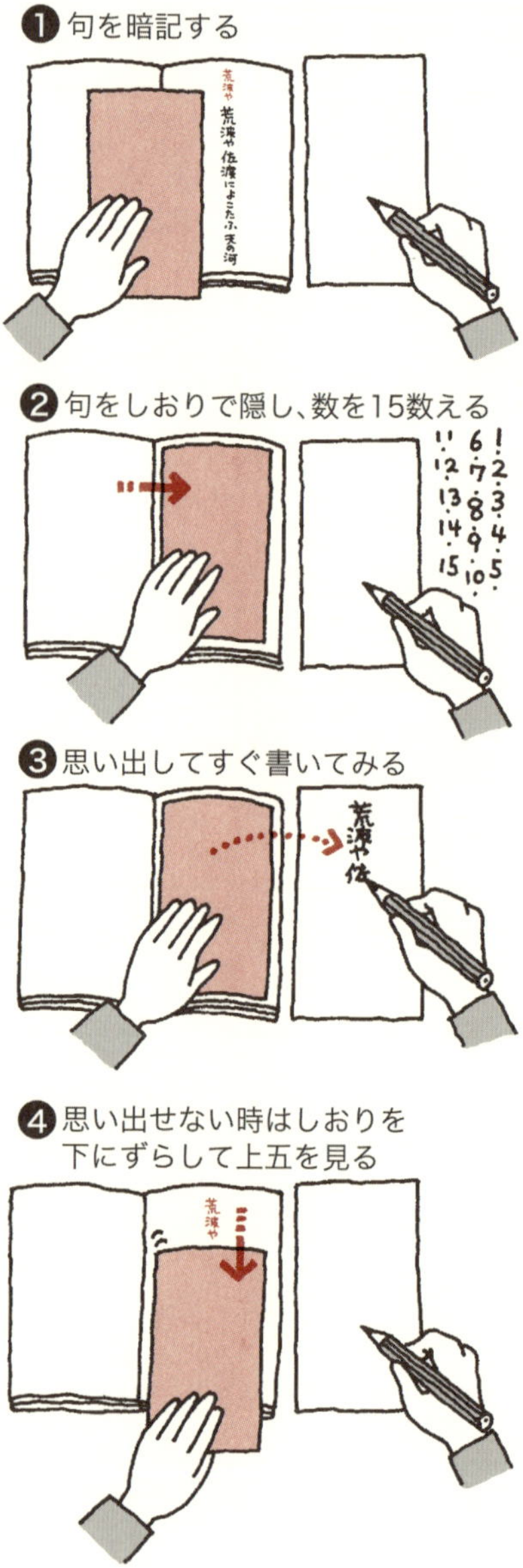

❶句を暗記する
❷句をしおりで隠し、数を15数える
❸思い出してすぐ書いてみる
❹思い出せない時はしおりを
下にずらして上五を見る

では、まず俳句一句に挑戦です。

右利きの人は、開いた本を左側に置き、紙やノートを右側に置いてください（左利きの人は逆です）。

右手には筆記用具、左手にはしおりを持ちます。

そうしたら、目標の俳句を見て、声に出しても出さなくてもよいですから暗記してください（所要時間三〇秒）。

次は、しおりでその句を隠し、一から一五まで数を数えます（一五秒経過）。

数え終わったら、覚えた俳句を、紙やノートに筆記します。

もし忘れてしまって筆記できない場合は、俳句の上の小さな文字「上五」を、しおりをずらして見て、「下の七・五」をギリギリまで思い出す努力をしてみてください。

正しく筆記できたら、次の頁に進んでください。

コラム

鍛錬したら水を飲むこと

「ボケ予防には水が効果的」と唱える研究家がいますが、これには従っておいたほうがよさそうです。体内の水分が不足すると、血がドロドロになって、脳梗塞の原因にもなりがち。本書で脳の鍛錬をする際には、いつも傍らに、水、お茶などを用意しておくようにしましょう。

ちなみに、たとえ水を摂りすぎたとしても、尿として排出されますので心配はないそうです。

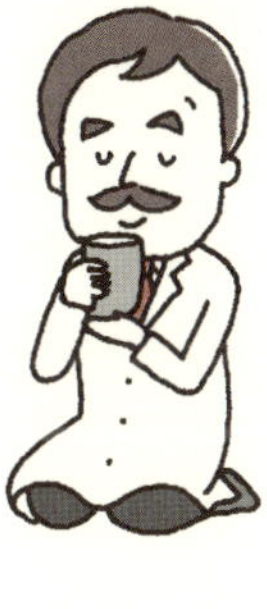

荒海や

荒海《あらうみ》や佐渡に横たふ天の川

松尾芭蕉

天の川＝秋

凩《こがらし》の果《はて》はありけり海の音

池西言水

凩＝冬

愁《うれ》ひつつ岡にのぼれば花いばら

与謝蕪村

花いばら＝夏

頂上や殊《こと》に野菊の吹かれ居《を》り

原　石鼎

野菊＝秋

遠山に日の当りたる枯野かな

高浜虚子

枯野＝冬

鷹《たか》の目の枯野《かれの》にすわるあらしかな

内藤丈草

鷹、枯野＝冬

いなびかり北よりすれば北を見る

橋本多佳子

いなびかり＝秋

生きかはり

生きかはり死にかはりして打つ田かな

村上鬼城

田打＝春

菜の花や月は東に日は西に

与謝蕪村

菜の花＝春

梅一輪

梅一輪《うめいちりん》一輪ほどの暖かさ

服部嵐雪

梅＝春

夏草や兵《つはもの》どもが夢のあと

松尾芭蕉

夏草＝夏

山茶花や

山茶花《さざんくわ》やいくさに敗れたる国の

日野草城

山茶花＝冬

初秋の蝗《いなご》つかめば柔《やはら》かき

芥川龍之介

蝗＝秋

冬蜂《ふゆばち》の死にどころなく歩きけり

村上鬼城

冬蜂＝冬

糸瓜咲て

糸瓜《へちま》咲て痰《たん》のつまりし仏かな

正岡子規

糸瓜の花＝夏

湯《ゆ》豆腐《どうふ》やいのちのはてのうすあかり

久保田万太郎

湯豆腐＝冬

しんしんと

しんしんと肺碧《あを》きまで海の旅

篠原鳳作

無季

淋しさの

淋しさの底ぬけてふるみぞれかな

内藤丈草

みぞれ＝冬

いくたびも

いくたびも雪の深さを尋《たず》ねけり

正岡子規

雪＝冬

奥白根《おくしらね》かの世の雪をかがやかす

前田普羅

雪＝冬

露《つゆ》の世は露の世ながらさりながら

小林一茶

露＝秋

約束の寒の土筆《つくし》を煮て下さい

川端茅舎

寒＝冬　土筆＝春

去年今年

去年《こぞ》今年《ことし》貫く棒の如きもの

高浜虚子

去年今年＝新年

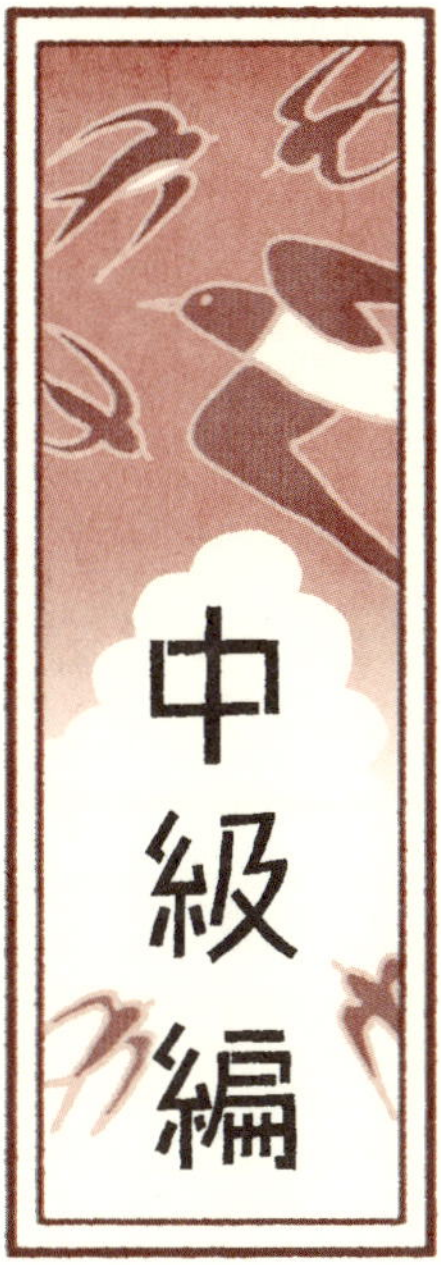

二句を使った鍛錬

では、俳句二句に挑戦です。

声に出しても出さなくてもよいですから一句ずつ暗記していきます（所要時間一分）。

次は、しおりで二句とも隠し、まず右側の一句目を、紙かノートに筆記します。

一句目が筆記できたら二句目を筆記します。

もし忘れてしまって筆記できない場合は、俳句の上の小さな文字「上五」を、しおりをずらして見て、「下の七・五」をギリギリまで思い出す努力をしてみてください。

二句とも正しく筆記できたら、次の頁に進んでください。

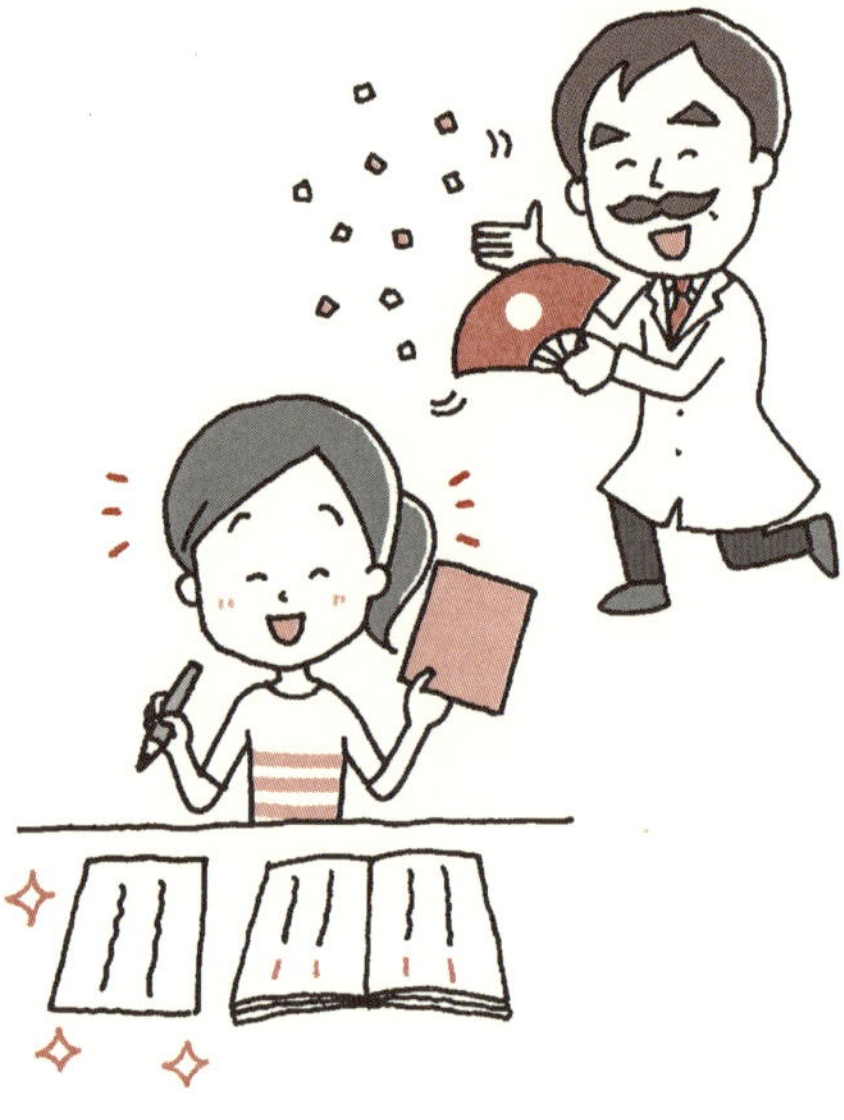

コラム

鍛錬したら運動を忘れず

「運動は脳に良い」これは世界中の研究家たちが言っていることで、定説です。運動は脳の血流を高め、ニューロンやシナプスを増やします。

アルツハイマー病の危険因子に「運動不足」が挙がっていることは覚えておくべきです。鍛錬後のストレッチやウォーキングを心がけましょう。運動や旅行時にはシータ波が出ますし、俳句を捻っていると前頭前野が活性化します。だから〝吟行〟は最高のボケ対策と言えます。

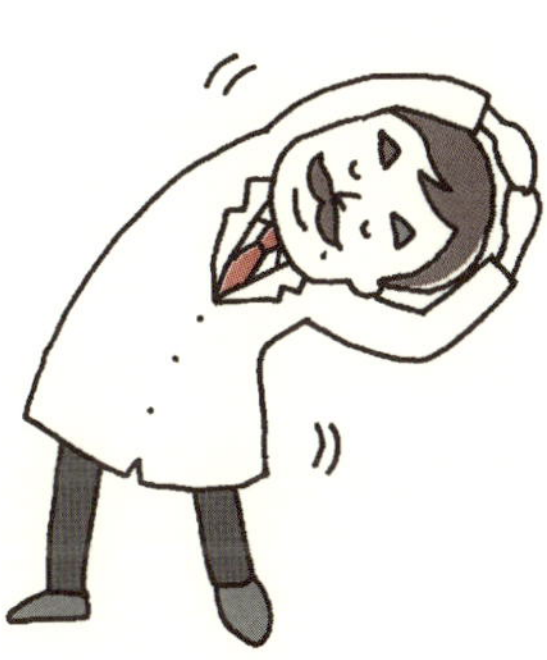

春

春風や

春風や麦の中ゆく水の音

直江木導

春風＝春

若鮎の

若鮎《わかあゆ》の二手になりて上りけり

正岡子規

若鮎＝春

なの花や

なの花や昼一《ひと》しきり海の音

与謝蕪村

なの花＝春

行く春を

行く春を近江《あふみ》の人とをしみける

松尾芭蕉

行春＝春

春雨や

春雨《はるさめ》や木の間に見ゆる海の道

岩間乙二

春雨＝春

雛の家

雛《ひな》の家ほつほつ見えて海の町

原　石鼎

雛＝春

うら店や

うら店《だな》やたんすの上のひな祭

高井几董

ひな祭＝春

人恋し

人恋し灯《ひ》ともしごろをさくらちる

加舎白雄

さくらちる＝春

草臥て

草臥《くたびれ》て宿かる頃や藤の花

松尾芭蕉

藤の花＝春

春の夜や

春の夜や小暗き風呂《ふろ》に沈み居る

芥川龍之介

春の夜＝春

闘鶏の

闘鶏《とうけい》の眼《まなこ》つぶれて飼はれけり

村上鬼城

闘鶏＝春

勝鶏の

勝鶏《かちどり》の抱《だ》く手にあまる力かな

炭　太祇

勝鶏＝春

朧夜の

朧夜《おぼろよ》の底を行くなり雁《かり》の声

諸九尼

朧夜＝春

何処やらに

何処《どこ》やらに鶴《たづ》の声聞く霞《かすみ》かな

井上井月

霞＝春

けふのみの

けふのみの春をあるひて仕舞《しまひ》けり

与謝蕪村

＝春

春惜む

春惜《をし》む命惜むに異《ことな》らず

高浜虚子

春惜む＝春

夏

青空の

青空の中に風吹く薄暑《はくしょ》かな

松瀬青々

薄暑＝夏

六月を

六月を奇麗《きれい》な風の吹くことよ

正岡子規

六月＝夏

市中は

市中《いちなか》は物のにほひや夏の月

野沢凡兆

夏の月＝夏

蛸壺や

蛸壺《たこつぼ》やはかなき夢を夏の月

松尾芭蕉

夏の月＝夏

白雨に

白雨《ゆふだち》にひとり外みる女かな

宝井其角

白雨＝夏

夕立の

夕立の来《く》べき空なり蓮《はす》の花

芥川龍之介

夕立、蓮の花＝夏

張りとほす

張りとほす女の意地や藍《あゐ》ゆかた

杉田久女

藍ゆかた＝夏

羅を

羅《うすもの》をゆるやかに著《き》て崩れざる

松本たかし

羅＝夏

神田川

神田《かんだ》川《がは》祭の中をながれけり

久保田万太郎

祭＝夏

草の雨

草の雨祭りの車過《すぎ》てのち

与謝蕪村

祭り＝夏

祭笛

祭笛《まつりぶえ》吹くとき男佳《よ》かりける

橋本多佳子

祭笛＝夏

暗く暑く

暗く暑く大群衆と花火待つ

西東三鬼

暑し、花火＝夏

夢にくる

夢にくる母をかへすか郭公《ほととぎす》

宝井其角

郭公＝夏

谺して

谺《こだま》して山ほととぎすほしいまま

杉田久女

ほととぎす＝夏

走馬燈

走馬《そうま》燈《とう》消えてしばらく廻りけり

村上鬼城

走馬燈＝夏

朴散華

朴散華《ほほさんげ》即ちしれぬ行方《ゆくへ》かな

川端茅舎

朴散華＝夏

何か世の

何か世のはかなき夏のひかりかな

久保田万太郎

＝夏

うく魚の

うく魚《うを》の影は底行く清水かな

高井几董

清水＝夏

秋

日ぐらしや

日ぐらしや急に明るき湖《うみ》の方

小林一茶

日ぐらし＝秋

秋来ぬと

秋来《き》ぬとけふ三日月の光かな

大島蓼太

秋来る＝秋

秋立つや

秋立つや川瀬にまじる風の音

飯田蛇笏

秋立つ＝秋

秋なれや

秋なれや木の間木の間の空の色

横井也有

＝秋

東塔の

東塔《とうたふ》の見ゆるかぎりの秋野《あきの》行く

前田普羅

秋野＝秋

菊の香や

菊の香《か》や奈良には古き仏達

松尾芭蕉

菊＝秋

朝がほや

朝がほや一輪深き渕《ふち》のいろ

与謝蕪村

朝がほ＝秋

朝顔や

朝顔や濁《にご》りそめたる市《まち》の空

杉田久女

朝顔＝秋

鶏頭の

鶏頭《けいとう》の十四五本もありぬべし

正岡子規

鶏頭＝秋

桐一葉

桐一葉《きりひとは》日当りながら落ちにけり

高浜虚子

桐一葉＝秋

金剛の

金剛《こんがう》の露《つゆ》ひとつぶや石の上

川端茅舎

露＝秋

芋の露

芋《いも》の露連山影を正しうす

飯田蛇笏

露＝秋

野ざらしを

野ざらしを心に風のしむ身かな

松尾芭蕉

身にしむ＝秋

行き行きて

行《ゆ》き行《ゆ》きて倒れ伏すとも萩《はぎ》の原

河合曾良

萩＝秋

岩鼻や

岩鼻《いははな》やここにもひとり月の客

向井去来

月＝秋

月天心

月天心《つきてんしん》貧しき町を通りけり

与謝蕪村

月＝秋

此の道や

此《こ》の道や行く人なしに秋の暮

松尾芭蕉

秋の暮＝秋

鵯の

鵯《ひよどり》のそれきり鳴かず雪の暮

臼田亜浪

鵯＝秋　雪＝冬

いのちありて

いのちありて今年の秋も涙かな

正岡子規

＝秋

朝寒も

朝寒《あさざむ》も夜《よ》寒《さむ》も人の情かな

夏目漱石

朝寒、夜寒＝秋

大いなる

大いなるものが過ぎ行く野分《のわき》かな

高浜虚子

野分＝秋

行秋を

行秋《ゆくあき》を踏張《ふんばつ》てゐる仁王かな

夏目漱石

行秋＝秋

残菊は

残菊《ざんぎく》はまことの菊の終りかな

八十村路通

残菊＝秋

いくさやんで

いくさやんで菊さく里に帰りけり

夏目漱石

菊＝秋

冬

旅人と

旅人と我が名よばれむ初時雨《はつしぐれ》

松尾芭蕉

初時雨＝冬

はつ時雨

はつ時雨まだ朝顔の花ひとつ

杉山杉風

はつ時雨＝冬

木がらしや

木がらしや東京の日のありどころ

芥川龍之介

木がらし＝冬

冬空や

冬空や麻布《あざぶ》の坂の上りおり

永井荷風

冬空＝冬

中年や

中年や独語おどろく冬の坂

西東三鬼

＝冬

ふりむけば

ふりむけば障子の桟《さん》に夜《よ》の深さ

長谷川素逝

障子＝冬

豆腐焼く

豆腐焼く串にはらはら時雨《しぐれ》かな

夏目漱石

時雨＝冬

一夜づつ

一夜づつ淋しさ変はる時雨かな

早野巴人

時雨＝冬

幾人か

幾人《いくたり》かしぐれかけぬく勢田《せた》の橋

内藤丈草

しぐれ＝冬

鍋さげて

鍋《なべ》さげて淀《よど》の小橋を雪の人

与謝蕪村

雪＝冬

心から

心からしなのの雪に降られけり

小林一茶

雪＝冬

よわよわと

よわよわと日の行きとどく枯野《かれの》かな

堀　麦水

枯野＝冬

旅に病で

旅に病《やん》で夢は枯野をかけ廻《めぐ》る

松尾芭蕉

枯野＝冬

凍蝶の

凍蝶《いててふ》の己《おの》が魂《たましひ》追うて飛ぶ

高浜虚子

凍蝶＝冬

凍蝶に

凍蝶《いててふ》に指ふるるまでちかづきぬ

橋本多佳子

凍蝶＝冬

一蝶に

一蝶に雪嶺《せつれい》の瑠璃《るり》ながれけり

川端茅舎

雪嶺＝冬

うしろより

うしろより初雪降れり夜の町

前田普羅

初雪＝冬

埋火や

埋火《うづみび》や思ひ出ること皆詩なり

村上鬼城

埋火＝冬

下駄買うて

下駄《げた》買うて箪笥《たんす》の上や年の暮

永井荷風

年の暮＝冬

門を出て

門を出て師走《しはす》の人に交りけり

村上鬼城

師走＝冬

叱られて

叱《しか》られて目をつぶる猫春隣《はるとなり》

久保田万太郎

春隣＝冬

何か愉し

何か愉《たの》し年終る夜の熱き湯に

日野草城

年終る＝冬

新年

初空を

初空《はつぞら》を心に酒をくむ日かな

井上井月

初空＝新年

元日や

元日や手を洗ひをる夕ごころ

芥川龍之介

元日＝新年

三句を使った鍛錬

上級編

では、俳句三句に挑戦です。声に出しても出さなくてもよいですから一句ずつ暗記していきます（所要時間一分三〇秒）。

次は、しおりで三句とも隠し、まず右側の一句目を、紙かノートに筆記します。

一句目が筆記できたら二句目を筆記します。

二句目が筆記できたら三句目を筆記します。

もし忘れてしまって筆記できない場合は、俳句の上の小さな文字「上五」を、しおりをずらして見て、「下の七・五」をギリギリまで思い出す努力をしてみてください。

三句とも正しく筆記できたら、次の頁に進んでください。

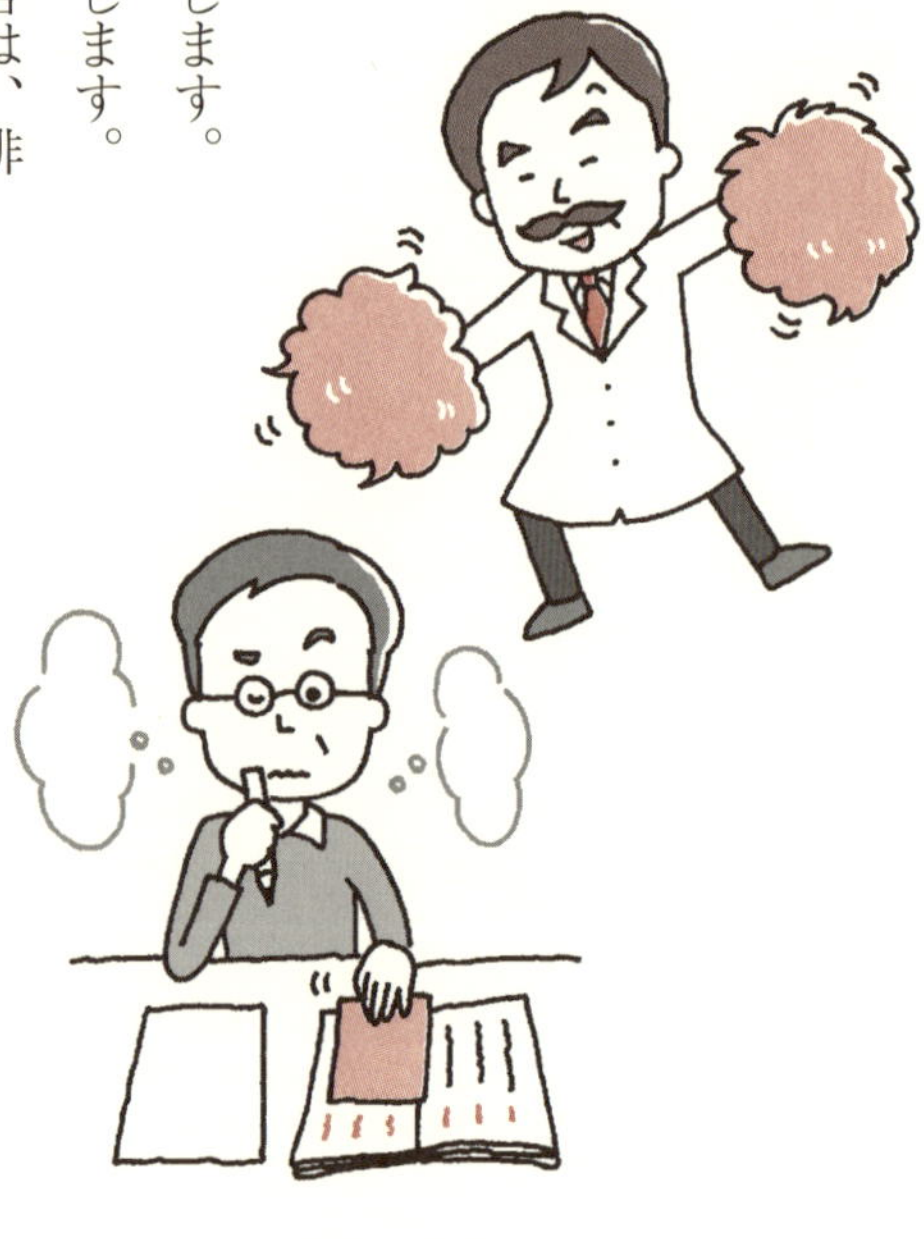

コラム

鍛錬したら友だちと会話を

「認知症になりやすいのは、生きがいや趣味を持たず、他者とのコミュニケーションに乏しい人」とは、ある脳専門医の言葉です。確かに、人と話をせず部屋にこもっているのはよくありません。

そこで、

「鍛錬したら会話を」

これを心がけましょう。友だちと一緒に鍛錬するのもいいし、句について話をするのもよいでしょう。

とにかく、楽しみながら感性を磨き、それを長く続けることが大事です。

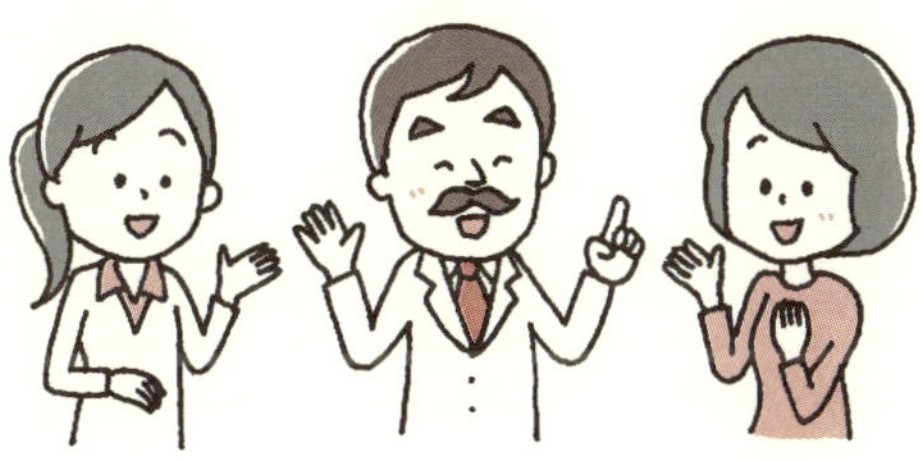

春

古池や

古池や蛙《かはづ》飛びこむ水の音

松尾芭蕉

蛙＝春

山路来て

山路《やまぢ》来て何やらゆかしすみれ草

松尾芭蕉

すみれ草＝春

さまざまの

さまざまの事おもひ出す桜かな

松尾芭蕉

桜＝春

草の戸も

草の戸も住みかはる代《よ》ぞ雛《ひな》の家

松尾芭蕉

雛＝春

遅き日の

遅き日のつもりて遠きむかしかな

与謝蕪村

遅き日＝春

二もとの

二《ふた》もとの梅に遅速《ちそく》を愛すかな

与謝蕪村

梅＝春

白藤や

白藤や揺りやみしかばうすみどり

芝不器男

白藤＝春

腸に

腸《はらわた》に春滴《したた》るや粥《かゆ》の味

夏目漱石

＝春

菫程な

菫程《すみれほど》な小さき人に生れたし

夏目漱石

菫＝春

ひく波の

ひく波の跡美しや桜貝

松本たかし

桜貝＝春

海明り

海明りして菜の花に行く夜かな

河東碧梧桐

菜の花＝春

花衣

花衣《はなごろも》ぬぐやまつはる紐《ひも》いろいろ

杉田久女

花衣＝春

夏

閑かさや

閑《しづ》かさや岩にしみ入る蟬の声

松尾芭蕉

蟬＝夏

さみだれや

さみだれや大河《たいが》を前に家二軒

与謝蕪村

さみだれ＝夏

蟻の道

蟻《あり》の道雲の峰よりつづきけり

小林一茶

蟻の道、雲の峰＝夏

ところてん

ところてん煙のごとく沈みをり

日野草城

ところてん＝夏

生き堪へて

生き堪《た》へて身に沁《し》むばかり藍浴衣《あゐゆかた》

橋本多佳子

藍浴衣＝夏

金亀子

金亀子《こがねむし》擲《なげう》つ闇の深さかな

高浜虚子

金亀子＝夏

秋

この秋は

この秋は何で年よる雲に鳥

松尾芭蕉

＝秋

秋深き

秋深き隣は何をする人ぞ

松尾芭蕉

秋深き＝秋

戸口より

戸口より人影さしぬ秋の暮

松岡青蘿

秋の暮＝秋

秋風や

秋風や模様のちがふ皿二つ

原　石鼎

秋風＝秋

家ふたつ

家ふたつ戸の口見えて秋の山

鈴木道彦

秋の山＝秋

蚊帳ごしに

蚊帳《かや》越しに朝顔見ゆる旅寝かな

井上士朗

朝顔＝秋

くろがねの

くろがねの秋の風鈴《ふうりん》鳴りにけり

飯田蛇笏

＝秋　風鈴＝夏

菊人形

菊人形たましひのなき匂《にほひ》かな

渡辺水巴

菊人形＝秋

秋風や

秋風や心の中の幾山河《いくさんが》

高浜虚子

秋風＝秋

冬

世にふるも

世にふるもさらにしぐれの宿りかな

飯尾宗祇

しぐれ＝冬

初時雨

初時雨《しぐれ》猿も小蓑《こみの》をほしげなり

松尾芭蕉

初時雨＝冬

葱買うて

葱《ねぶか》買うて枯木《かれき》の中を帰りけり

与謝蕪村

葱、枯木＝冬

初雪や

初雪やつめたさは目の底にあり

加賀千代女

初雪＝冬

是がまあ

是《これ》がまあつひの栖《すみか》か雪五尺

小林一茶

雪＝冬

一枚の

一枚の餅《もち》の明りに寝たりけり

小林一茶

餅＝冬

海の音

海の音一日遠き小春かな

加藤暁台

小春＝冬

寒雀

寒雀《かんすずめ》身を細うして闘へり

前田普羅

寒雀＝冬

水底の

水底《みなそこ》の岩に落ちつく木の葉かな

内藤丈草

木の葉＝冬

初時雨

初時雨《はつしぐれ》真昼の道をぬらしけり

吉分大魯

初時雨＝冬

水にまだ

水にまだあをぞらのこるしぐれかな

久保田万太郎

しぐれ＝冬

天地の

天地《あめつち》の間にほろと時雨《しぐれ》かな

高浜虚子

時雨＝冬

木がらしや

木がらしや目刺《めざし》にのこる海のいろ

芥川龍之介　木がらし＝冬

冬空や

冬空や海をうしろに焚火人《たきびびと》

原　石鼎　冬空、焚火＝冬

水枕

水枕《みずまくら》ガバリと寒い海がある

西東三鬼　寒い＝冬（ただし無季とも）

無季

せきをしても

せきをしてもひとり

尾崎放哉（せき＝冬とも）　無季

入れものが

入れものが無い両手で受ける

尾崎放哉　無季

うしろすがたの

うしろすがたのしぐれてゆくか

種田山頭火（しぐる＝冬とも）　無季

おわりに

五〇〇年の歴史が生んだ一五〇の名句

ここでは俳句の歴史に沿いながら、どうやって五五名の俳人、そして蕉風の名句一五〇を選んだかを解説します。

芭蕉が、俳諧の芸術性を確立したこと、すなわち、和歌と肩を並べるまでに純粋詩としてのレベルを高めたことは前にも述べました。

しかしその芭蕉も、最初の頃は貞門・談林風の句を作っていました。芭蕉が蕉風を確立するのは深川に隠棲してから亡くなるまでのわずか一四年間でのことで、「野ざらし紀行」や「おくのほそ道」などの旅を重ねながら後世に残る名句を生んだのです。

そこでまず、芭蕉自身の作品から一八句を選ばせてもらいました。

その芭蕉に影響を与えたと思われる人がいます。室町時代の漂泊の連歌師・宗祇《そうぎ》と、芭蕉と同時期の俳人、言水《ごんすい》そして凡兆《ぼんちょう》です。この三人からは、蕉風につながる名句を一句ずつ頂きました。

次に、芭蕉の弟子たちから一二句を頂きました。弟子には「蕉門十哲《しょうもんじゅってつ》」と呼ばれる十人の高弟がいました。其角《きかく》、去来《きょらい》、嵐雪《らんせつ》、丈草《じょうそう》たちですが、中では丈草が最も蕉風らしい句を残しており、彼から四句を頂きました。蕉門十哲と言われながら、芭蕉の俳風にどうしてもついていけない人も中にはいたのです。

芭蕉の没後、弟子たちは次々に没して、蕉風は通俗化の危機を迎えました。表面的には隆盛であっても、質の面では堕落・衰退という状況です。

そうした中で、天明期に「芭蕉に帰れ」という蕉風復興の運動が起きます。いわゆる「中興俳壇」と呼ばれる俳人たちで、太祇《たいぎ》、蓼太《りょうた》、暁台《きょうたい》、几董《きとう》、白雄《しらお》たちでしたが、その中心にいたのは与謝蕪村《よさぶそん》でした。

蕪村は芭蕉に劣らぬ抒情《リリシズム》性に溢れた名句・秀句を数多く残しましたが、本書ではその蕪村から一二句、周囲の俳人たちからも一二句を頂きました。

時代は下り、江戸後期には小林一茶《いっさ》が出ました。彼は一茶調とも言える個性的な作品を残しましたが、中には蕉風に近いものも残しており、そこから六句を頂きました。

明治に入ると正岡子規《しき》が登場します。彼は江戸より続いていた「月並み俳諧」を否定し、「写生」をもとに新たな詩情を作り出そうとしました。俳諧連歌の〝発句〟だけに芸術性を認め、これを独立させて〝俳句〟としたのも彼の功績です。この子規からは六句を頂きました。

子規が若くして病いに倒れた後、高浜虚子《きよし》と河東碧梧桐《かわひがしへきごとう》が跡を継ぎますが、碧梧桐が季語や五七調にこだわらない「自由律俳句」を唱えると、虚子は伝統を守る立場に立って、それに激しく対峙します。

この二人の対立は、碧梧桐が活動を中止することで幕を閉じ、自由律俳句は尻すぼみになるのですが、尾崎放哉《ほうさい》と種田山頭火《さんとうか》という〝漂泊の俳人〟を二人出したことは大きな功績です。

なお、虚子は「花鳥諷詠」と「客観写生」を理念として打ち出しましたが、この言葉を誤解した人も多かったようです。とくに「花鳥諷詠」がそうでした。「花鳥を諷詠する」というその「花鳥」が、単に自然だけでなく自然に寄り添う人生をも含むことに理解が及ばなかったのです。

虚子自身は「花鳥諷詠は、自然現象のみではない。人間のことも含んで居る」(『俳談』)、「花鳥とは、春夏秋冬の移り遷《かわ》りに依《よ》って起る自然界並《ならび》に人事界の現象をいう」(『俳句への道』)などと、いろいろな所で言っているのですが、伝わらなかったようです。

しかし、これはおかしなことで、虚子の句を見れば、彼が人事を自然の中に含める形で詠んでいることがわかります。たとえば例を挙げると、

冬梅の既に情を含みをり

彼一語我一語秋深みかも

風が吹く仏来給《きたま》ふけはひあり

などいくつでも見つかります。

結局のところ、虚子は、守旧派のレッテルを張られながらも俳句の伝統を守り抜き、雑誌『ホトトギス』を主宰して多数の傑出した俳人を育てました。そして、虚子が守ってくれたものは、芭蕉が後世に残した〝蕉風の道〟でもあったのです。

本書では、この虚子の作品から九句を頂きました。

また、碧梧桐からは一句、その流れにある放哉からは二句、山頭火からは一句を頂きました。放哉と山頭火の句は、無季・非定型ではあるものの、その深みにおいて蕉風に迎えられるものです。

このように蕉風を基準にしたことで、採用できない句が数多く出ました。蕉門十哲であっても一句も採れない、ということも起こりました。

逆に、たとえば蕪村の師であった早野巴人《はじん》（彼は其角の弟子でもあります）と、江戸後期の漂泊の俳人・井上井月《せいげつ》――この二人は月並み俳句が蔓延する中、孤独の闘いをして蕉風を守った人たちです。彼らからも三句頂きました。

蕉風の真髄は「もののあわれ」

さて、ここで蕉風について、もう少し述べてみたいと思います。

これは私の考えなのですが、蕉風の中核をなす精神は「もののあわれ」なのではないかと思うのです。

「もののあわれ」は皆さんもご存じと思いますが、念のために『広辞苑』から引くと、
①平安時代の文学およびそれを生んだ貴族生活の中心をなす理念。
②人生の機微やはかなさなどに触れた時に感ずる、しみじみとした情趣。
とあります。

芭蕉がなしとげた俳諧革新とは、この「もののあわれ」を俳諧の中に取り入れ、様式として初めて定着させた――ことにあったのではないでしょうか。

「もののあわれ」を最初に唱えたのは本居宣長で、『源氏物語』にそれを見出しましたが、

小説や和歌には当然のように盛り込まれる「もののあわれ」を、滑稽を旨とする俳諧の中に認めることは、芭蕉以前にはないことでした。

それは、俳諧が一七音しか持たない、ということも原因しています。

制約された字数の中で「もののあわれ」をどう盛り込むか？

芭蕉の脳裏に能因《のういん》、西行《さいぎょう》、宗祇といった漂泊の歌人たちが浮かびます。

たとえば芭蕉があこがれた西行、彼の和歌には「もののあわれ」が濃厚です。芭蕉はこの西行の歌を念頭に浮かべながら、「おくのほそ道」への旅に出たのでした。

荒海や佐渡に横たふ天の川

日本海に浮かぶ佐渡島——順徳天皇、世阿弥、日野資朝《すけとも》など、多くの貴人・文化人の流刑の地であった悲劇の島を前に、芭蕉は涙を流します。

ここでは五・七・五の調べに乗って、見事に「もののあわれ」が浮上しています。さらにもう一句、

夏草や兵《つはもの》どもが夢のあと

平泉の高館に登ると、かつての藤原三代の栄華も義経の運命も露と消え、ただ夏草が茂るばかり。芭蕉はあまりの儚《はかな》さに胸を打たれ、「笠うち敷きて、時の移るまで涙を落とし」ます。ここでも「もののあわれ」が浮上しています。

こうして、昔から和歌に詠まれた名所や謡曲の舞台、すなわち〝歌枕《うたまくら》〟や〝謡跡《ようせき》〟を訪ねることによって、「もののあわれ」を句に留めていったのが、この旅での芭蕉の方法でした。

しかし、旅を終えた芭蕉が、次に直面したのが、歌枕や謡跡に頼らずとも日常の中に「もののあわれ」を捉え、それを句に留めることだったと思うのですが、実際、芭蕉は「おくのほそ道」の旅を終えると、「軽み」ということを言い出します。

そして最晩年、亡くなるほんの直前に芭蕉が残した三句、

此《こ》の道や行く人なしに秋の暮

この秋は何で年よる雲に鳥

秋深き隣は何をする人ぞ

には、日常の中に深い詩情を見出そうとする「軽み」の理念が、見事な形で結実しています。

詩人・萩原朔太郎は、右の「秋深き……」の句について、「芭蕉私見」で次のように述べています。

「芭蕉の心が傷《いた》んだものは、大宇宙の中に生存して孤独に弱々しく震《ふる》えながら、葦《あし》のように生活している人間の果敢《はか》なさと悲しさだった。（中略）見よ。秋深き自然の下《もと》に、見も知らぬ隣人が生活している。そしてこの隣人の悲しみこそ、それ自ら人類一般の悲しみであり、併せてまた芭蕉自身の悲哀なのだ」

日本人ほど、移ろいゆく自然や人の世の儚《はかな》さに美を感じてしまう国民はないそうです。ドナルド・キーン博士も、その感性は日本人特有のものだと言っています。日本人はどれだけ近代化しようとも、心のいちばん奥底には「もののあわれ」の感性が息づいているのです。

そして、もう一つ驚くのは、日本人と自然との深い関わり。自然の移ろいにこれほど一体となって感応できる民族は世界の中にいません。

たとえば時雨《しぐれ》や野分《のわき》——時雨は初冬に降るにわか雨、野分は秋に吹く暴風で、どちらも厭《いと》うべきもののはずですが、日本人は違うのですね、親しみさえ感じている。

時雨がぱらぱらと降ってくる、野分が去り秋草がなぎ倒されている、そういう光景を見ると、日本人の胸はキュッと切なくなる。すなわち「もののあわれ」を感じてしまう。

そしてこの感情は、弱い者、不運な者への共感にもつながる。武士道で言うところの「惻隠《そくいん》の情」ですね。「もののあわれ」を知れば子供のいじめはなくなる、と言われるゆえんです。

「もののあわれ」について詩人・中原中也は「詩と其の伝統」の中で次のように述べています。

「此の世の中から、もののあはれを除いたら、あとはもう意味もない退屈、従つて憔燥が残るばかりであらう。（中略）即ち、幸福の実質といふのは、もののあはれである。」

さらに兼好法師は『徒然草』の中で「世は定めなきこそいみじけれ」（この世は無常だからこそ素晴らしいのだ）、と述べています。

芭蕉は句の中に「もののあわれ」を取り入れました。そのことで俳句は和歌と肩を並べる芸術となり、象徴性に磨きをかけて、さらに上をめざすことになります。

萩原朔太郎は、「芭蕉私見」の最後を次の言葉で括っています。

「こうした複雑で深遠な感情を、僅《わず》か十七文字で表現し得る文学は、世界にただ日本の俳句しかない。これは飜訳することも不可能だし、説明することも不可能である。ただ僕らの日本人が、日本の文字で直接に読み、日本語の発音で朗吟し、日本の伝統で味覚する外《ほか》に仕方がないのだ」

たしかに、俳句芸術を外国人が理解するのは難しいことかもしれません。たとえば高井几董の

うく魚《うを》の影は底行く清水かな

であれば、意味内容は別として、そのリズム感による味わいや、「かな」と切字《きれじ》で読み切った時の快感などは、なかなか伝わりにくいものです。

しかし、不可能とは思わないでいただきたい。たとえばドナルド・キーン博士の『百代の過客』を読めばわかるのですが、博士は『土佐日記』『おくのほそ道』など八〇作にも及ぶ日記文学を精読し、論じています。これは日本の国文学者でも敵わないところではないでしょうか。

あとがきにかえて　青少年にも本書を

これで一五〇句についての説明は、ほぼ終了しました。

一つだけお伝えしていなかったのは、室町時代の宗祇からはじまり昭和のどの俳人までを収録したか、です。

これは五〇年前の一九六三年（昭和三八年）という年に一線を引き、それ以前に亡くなられた俳人を対象としました。

俳句は日本の、いや世界の宝です。死後五〇年経つと著作権は消滅し、人類共有の文化遺産となります。

本書は、この点にこだわり、文化遺産となった俳句をありがたく使わせて頂いて、〝認知症の特効薬〟をめざすことにしました。

「日本ってすごい！　芭蕉たちが苦労して生み出した俳句は、心の糧《かて》になるだけじゃなく、認知症から人々を守る役目もしてくれるのだ……」

そう考えると、私の胸は熱くなりました。

俳句の歴史五〇〇年、その中で生まれた六万句から選りすぐった一五〇句が、本書に収録されています。いずれも名句・秀句ぞろい。これらの句の中に、芭蕉が編み出した「侘《わ》び」「寂《さ》び」「しおり」「細み」、そして「軽み」を見ることができます。

なお、中級編と上級編は季節に分けて並べましたが、連句の付合《つけあい》の手法である「移り」「匂い」「響き」などをまね、並べ方に若干の工夫をしたことをお断りしておきます。

皆様方の進め方としては、まずギリギリの鍛錬を行い、少しずつ句を覚えて行く。一通り終わったところで、上五を見て下の七五がすぐ浮かぶかを確かめる。そうしているうちに、ある日、一五〇句がすべて暗記できていることに気づく――というのが理想でしょう。日本が生んだ至上の芸術〝蕉風の名句〟、そのコレクションを頭の中に収める――なんと素敵で贅沢なことでしょう！　それが実現できれば、〝大きな財産〟を獲得したのとほぼ同じではないでしょうか。

ここで最後に一つ、お願いしたいことがあります。

本書を青少年にも奨めていただきたい――のです。

目的は二つあります。まず、この鍛錬によって、社会人になる前に知力とワーキングメモリを養ってもらうこと。

強靭なワーキングメモリを獲得できれば、社会でもテキパキと仕事ができ、リーダーとなる可能性が高まります。優秀な日本人の知性をより高め、国際舞台で活躍できる行動力を身に付けるにも、本書による鍛錬が最適です。

そしてもう一つの目的は、「もののあわれ」に触れさせること。

この〝蕉風の名句〟一五〇句を、じっくりと味わってもらうことで、それができます。「もののあわれ」は人間にとって最も大切な「情」そのもの。それを教える「感情教育」は、教育の中でも最重要なことです。

しかし「情」は、言葉で教えられるものではありません。押し付けることもできず、感じ取ってもらうしかありません。

知り合いの教師が、こんなことを言ってきました。

女生徒の一人が、久保田万太郎の「湯豆腐やいのちのはてのうすあかり」について、「先生、この句まったくわかりません。湯豆腐と命《いのち》って、何か関係があるんですか？　それに、うすあかりって何ですか？」

と真剣な顔で聞いてきたそうです。

教師はその時、説明はあえてせずに、「もう少し自分で考えてみなさい」と言って、同じ万太郎の句「何か世のはかなき夏のひかりかな」を持たせたそうです。

私はこの話に感動し、改めて俳句の力にすがりたい気持ちになりました。

この一五〇句が、多くの子供たちの目に触れますように――

蕉風の名句秀句が、子供たちの「情」を育てるのに役立ちますように――

先人たちの残した文化遺産が、未来の子孫にまで有益な形で伝わるなら、これは一つの奇跡、それ以上のことはありません。

では、ひとまず皆様の鍛錬が成功し、今後とも健康でご活躍できることをお祈りし、筆を擱《お》くことにいたします。

付記

［実践編］の俳句は、潁原退蔵『俳句評釈』（角川書店）、『日本古典文学大系』（岩波書店）、『新編 日本古典文學全集』（小学館）、安藤英方編『近世俳句大索引』（明治書院）、明治書院編集部編『三句索引 新俳句大観』（明治書院）、現代俳句協会「現代俳句データベース」、および「参考文献」に挙げた各個人俳句集などから引用した。近世の作品については、踊り字（反復記号）や終助詞「哉」をかなに改めた。難読文字には適宜ルビを付した。ただし、読み方が複数ある場合、原典にルビのないものには付していない。

掲載俳人一覧

あ行

芥川龍之介（あくたがわ りゅうのすけ）一八九二－一九二七 106 124 130 150 160 177
飯尾宗祇（いいお そうぎ）一四二一－一五〇二 173
飯田蛇笏（いいだ だこつ）一八八五－一九六二 138 142 172
池西言水（いけにし ごんすい）一六五〇－一七二二 95
井上士朗（いのうえ しろう）一七四二－一八一二 171
井上井月（いのうえ せいげつ）一八二二？－一八八七 126 160
岩間乙二（いわま おつに）一七五六－一八二三 122
臼田亜浪（うすだ あろう）一八七九－一九五一 145
大島蓼太（おおしま りょうた）一七一八－一七八七 137
尾崎放哉（おざき ほうさい）一八八五－一九二六 178

か行

加賀千代女（かがの ちよじょ）一七〇三－一七七五 174
加藤暁台（かとう きょうたい）一七三二－一七九二 175

加舎白雄（かや　しらお）一七三八‐一七九一　123
河合曾良（かわい　そら）一六四九‐一七一〇　143
川端茅舎（かわばた　ぼうしゃ）一八九七‐一九四一　115　135　142　156
河東碧梧桐（かわひがし　へきごとう）一八七三‐一九三七　167
久保田万太郎（くぼた　まんたろう）一八八九‐一九六三　109　132　136　159　176
小林一茶（こばやし　いっさ）一七六三‐一八二七　114　137　154　168　174

さ行

西東三鬼（さいとう　さんき）一九〇〇‐一九六二　133　151　177
篠原鳳作（しのはら　ほうさく）一九〇五‐一九三六　110
芝不器男（しば　ふきお）一九〇三‐一九三〇　166
諸九尼（しょきゅうに）一七一四‐一七八一　126
杉田久女（すぎた　ひさじょ）一八九〇‐一九四六　131　134　140　167
杉山杉風（すぎやま　さんぷう）一六四七‐一七三二　149
鈴木道彦（すずき　みちひこ）一七五七‐一八一九　171

た行

高井几董（たかい　きとう）一七四一‐一七八九　123　136
高浜虚子（たかはま　きょし）一八七四‐一九五九　98　116　127　141　147　155　169　172　176

宝井其角（たからい　きかく）　一六六一－一七〇七　130 134
種田山頭火（たねだ　さんとうか）　一八八二－一九四〇　178
炭　太祇（たん　たいぎ）　一七〇九－一七七一　125

な行

内藤丈草（ないとう　じょうそう）　一六六二－一七〇四　99 111 153 175
直江木導（なおえ　もくどう）　一六六六－一七二三　120
永井荷風（ながい　かふう）　一八七九－一九五九　150 158
夏目漱石（なつめ　そうせき）　一八六七－一九一六　146 147 148 152 166
野沢凡兆（のざわ　ぼんちょう）　一六四〇－一七一四　129

は行

橋本多佳子（はしもと　たかこ）　一八九九－一九六三　100 133 156 169
長谷川素逝（はせがわ　そせい）　一九〇七－一九四六　151
服部嵐雪（はっとり　らんせつ）　一六五四－一七〇七　103
早野巴人（はやの　はじん）　一六七六－一七四二　152
原　石鼎（はら　せきてい）　一八八六－一九五一　97 122 171 177
日野草城（ひの　そうじょう）　一九〇一－一九五六　105 159 169
堀　麦水（ほり　ばくすい）　一七一八－一七八三　154

ま行

前田普羅（まえだ　ふら）　一八八四－一九五四　113　139　157　175
正岡子規（まさおか　しき）　一八六七－一九〇二　108　112　120　128　141　146
松岡青蘿（まつおか　せいら）　一七四〇－一七九一　170
松尾芭蕉（まつお　ばしょう）　一六四四－一六九四　94　104　121　124　129　139　143　145　149　155　164　165　168　170　173
松瀬青々（まつせ　せいせい）　一八六九－一九三七　128
松本たかし（まつもと　たかし）　一九〇六－一九五六　131　167
向井去来（むかい　きょらい）　一六五一－一七〇四　144
村上鬼城（むらかみ　きじょう）　一八六五－一九三八　101　107　125　135　157　158

や行

八十村路通（やそむら　ろつう）　一六四九？－一七三八　148
横井也有（よこい　やゆう）　一七〇二－一七八三　138
与謝蕪村（よさ　ぶそん）　一七一六－一七八三　96　102　121　127　132　140　144　153　165　168　173
吉分大魯（よしわけ　たいろ）　一七三〇？－一七七八　176

わ行

渡辺水巴（わたなべ　すいは）　一八八二－一九四六　172

参考文献

脳・記憶・認知症関連

阿部和穂『認知症とたたかう脳』理工図書、二〇〇八年
池谷裕二『記憶力を強くする』ブルーバックス、講談社、二〇〇一年
池谷裕二『進化しすぎた脳』ブルーバックス、講談社、二〇〇七年
伊古田俊夫『脳からみた認知症』ブルーバックス、講談社、二〇一二年
磯博行『学習する脳・記憶する脳』裳華房、一九九九年
井ノ口馨『記憶をコントロールする』岩波科学ライブラリー、岩波書店、二〇一三年
井原康夫・荒井啓行『アルツハイマー病にならない！』朝日選書、朝日新聞出版、二〇〇七年
梅田聡『「あっ、忘れてた」はなぜ起こる』岩波科学ライブラリー、岩波書店、二〇〇七年
大友英一監修『認知症にならない、進ませない』講談社、二〇〇九年
金子満雄『脳神経外科医のボケない脳のつくり方』海竜社、二〇一〇年
川島隆太『さらば脳ブーム』新潮新書、新潮社、二〇一〇年
川島隆太・村田裕之『年を重ねるのが楽しくなる！「スマート・エイジング」という生き方』扶桑社新書、扶桑社、二〇一二年
川島隆太監修、くもん学習療法センター・山崎律美著『学習療法の秘密』くもん出版、二〇〇七年

久保田競『バカはなおせる』アスキー、二〇〇六年（角川ソフィア文庫、角川学芸出版、二〇一二年）
久保田競・宮井一郎編著『脳から見たリハビリ治療』ブルーバックス、講談社、二〇〇五年
後藤和宏監修『よくわかる最新「脳」の基本としくみ』秀和システム、二〇〇九年
斎藤正彦監修『家族の認知症に気づいて支える本』小学館、二〇一三年
坂井克之『脳科学の真実』河出ブックス、河出書房新社、二〇〇九年
坂井建雄・久光正監修『ぜんぶわかる 脳の事典』成美堂出版、二〇一一年
榊原洋一『「脳科学」の壁』講談社プラスアルファ新書、講談社、二〇〇九年
篠原菊紀『脳でシナジーする科学と社会』オーム社、二〇〇七年
杉晴夫『現代医学に残された七つの謎』ブルーバックス、講談社、二〇〇九年
高田明和『脳トレ神話にだまされるな』角川ｏｎｅテーマ21、角川書店、二〇〇九年
竹内孝仁『水をたくさん飲めば、ボケは寄りつかない』講談社プラスアルファ新書、講談社、二〇一三年
辰巳格『ことばのエイジング』大修館書店、二〇一二年
塚原仲晃『脳の可塑性と記憶』岩波現代文庫、岩波書店、二〇一〇年
築山節『脳が冴える15の習慣』生活人新書、日本放送出版協会、二〇〇六年
鳥羽研二『認知症の安心生活読本』主婦と生活社、二〇〇九年
日本認知心理学会監修、太田信夫・厳島行雄編『記憶と日常』（現代の認知心理学2）北大路書房、二〇一一年
長谷川和夫『認知症の知りたいことガイドブック』中央法規出版、二〇〇六年
長谷川和夫監修『認知症 家族はどうしたらよいか』池田書店、二〇〇九年

林成之『脳の力大研究』産経新聞出版、二〇〇六年
久恒辰博『大人にもできる脳細胞の増やし方』角川oneテーマ21、角川書店、二〇〇七年
久恒辰博『脳が喜ぶ生き方』講談社プラスアルファ新書、講談社、二〇〇八年
久恒辰博『シータ脳を作る』講談社プラスアルファ新書、講談社、二〇〇九年
久恒辰博『1週間で脳から生まれ変わる技術』扶桑社、二〇一一年
福田淳監修、高雄元晴ほか著『神経情報科学入門』コロナ社、二〇〇九年
藤田一郎『脳ブームの迷信』飛鳥新社、二〇〇九年
船橋新太郎『前頭葉の謎を解く』京都大学学術出版会、二〇〇五年
松村道一『ニューロサイエンス入門』サイエンス社、一九九五年
松本一生『認知症介護サポートマニュアル』河出書房新社、二〇〇七年
茂木健一郎『クオリア入門』ちくま学芸文庫、筑摩書房、二〇〇六年
山下富美代『記憶力をつける』日本経済新聞社、一九九七年
代居真知子『すぐ役に立つ　家族のための認知症介護』誠文堂新光社、二〇一〇年
米山公啓『脳は本当に歳をとるのか』青春出版社、二〇〇四年
米山公啓『もの忘れをしない30の方法』中経の文庫、中経出版、二〇〇七年
ジーン・D・コーエン『いくつになっても脳は若返る』野田一夫監訳、村田裕之・竹林正子訳、ダイヤモンド社、二〇〇六年
ジョン・J・レイティ、ヘリック・ヘイガーマン『脳を鍛えるには運動しかない！』野中香方子訳、日本放送出版協会、二〇〇九年
ターケル・クリングバーグ『オーバーフローする脳』苧阪直行訳、新曜社、二〇一一年
ペーター・グルース編『老いの探究』新井誠監訳、桑折千恵子訳、日本評論社、二〇〇九年

マイケル・オーシェイ『脳』山下博志訳、岩波書店、二〇〇九年
リータ・レーヴィ・モンタルチーニ『老後も進化する脳』齋藤ゆかり訳、朝日新聞出版、二〇〇九年
リタ・カーター『新・脳と心の地形図』養老孟司監修、藤井留美訳、原書房、二〇一二年
Olesen P, Westerberg H, Klingberg T (2004) Increased prefrontal and parietal brain activity after training of working memory. *Nature Neuroscience*, 7 (1): 75-79.
Klingberg T, Fernell E, Olesen P, Johnson M, Gustafsson P, Dahlström K, Gillberg CG, Forssberg H, Westerberg H (2005) Computerized training of working memory in children with ADHD - a randomized, controlled trial. *Journal of the American Academy of Child and Adolescent Psychiatry*, 44 (2): 177-186.
McNab F, Varrone A, Farde L, Jucaite A, Bystritsky P, Forssberg H, Klingberg T (2009) Changes in cortical dopamine D1 receptor binding associated with cognitive training. *Science*, 323: 800-802.

俳句関連

麻生磯次・小高敏郎『評解 名句辞典』創拓社、一九九〇年
麻生磯次ほか編『俳句大観』明治書院、一九七一年
安東次男『芭蕉』中公文庫、中央公論新社、一九七九年
安藤英方編『近世俳句大索引』明治書院、一九五九年
飯田蛇笏『新編飯田蛇笏全句集』角川書店、一九八五年
飯田龍太ほか編『日本名句集成』學燈社、一九九一年

飯田龍太・森澄雄・稲畑汀子監修『名句鑑賞辞典』角川書店、二〇〇〇年
稲畑廣太郎ほか編『現代一〇〇名句集』(第1〜6巻)東京四季出版、二〇〇四年
乾裕幸『古典俳句鑑賞』富士見書房、二〇〇二年
上野洋三『芭蕉の表現』岩波現代文庫、岩波書店、二〇〇五年
榎本好宏『江戸期の俳人たち』飯塚書店、二〇〇八年
潁原退蔵『俳句評釈』(上・下)角川文庫、角川書店、一九五二年、一九五三年
大岡信『百人百句』講談社、二〇〇一年
尾形仂校注『蕪村俳句集』岩波文庫、岩波書店、一九八九年
尾形仂編『新編俳句の解釈と鑑賞事典』笠間書院、二〇〇〇年
加藤郁乎編『江戸俳諧歳時記』平凡社、一九八三年(平凡社ライブラリー〈上・下〉、平凡社、二〇〇七年)
加藤郁乎編『荷風俳句集』岩波文庫、岩波書店、二〇一三年
角川学芸出版編『覚えておきたい極めつけの名句一〇〇〇』角川学芸出版、二〇〇八年(角川ソフィア文庫、角川学芸出版、二〇一二年)
角川書店編『合本 俳句歳時記』角川書店、一九九七年
岸本尚毅『名句十二か月』富士見書房、二〇〇〇年
久保田万太郎『久保田万太郎全集』(第14巻)中央公論社、一九七六年
後藤比奈夫『憧れの名句』日本放送出版協会、二〇〇二年
小西甚一『俳句の世界』講談社学術文庫、講談社、一九九五年
西郷竹彦『増補・合本 名句の美学』黎明書房、二〇一〇年
佐川和夫編『名俳句一〇〇〇』彩図社、二〇〇二年

佐佐木幸綱・復本一郎編『三省堂名歌名句辞典』三省堂、二〇〇五年
佐藤勝明編『松尾芭蕉』ひつじ書房、二〇一一年
沢木欣一・鈴木六林男『西東三鬼』桜楓社、一九七九年
柴田宵曲『俳諧随筆 蕉門の人々』岩波文庫、岩波書店、一九八六年
下重暁子『この一句』大和書房、二〇一三年
高浜虚子『虚子五句集』（上・下）岩波文庫、岩波書店、一九九六年
高浜虚子『俳句への道』岩波文庫、岩波書店、一九九七年
高浜虚子選『子規句集』岩波文庫、岩波書店、一九九三年
竹内玄玄一著、雲英末雄校注『俳家奇人談 続俳家奇人談』岩波文庫、岩波書店、一九八七年
田中善信『芭蕉』中公新書、中央公論新社、二〇一〇年
常石英明『俳句人名辞典』金園社、一九九七年
坪内稔典編『漱石俳句集』岩波文庫、岩波書店、一九九〇年
中里富美雄『芭蕉の門人たち』渓声出版、一九八七年
中村俊定校注『芭蕉俳句集』岩波文庫、岩波書店、一九七〇年
中村裕『俳句鑑賞450番勝負』文春新書、文藝春秋、二〇〇七年
萩原朔太郎『郷愁の詩人 与謝蕪村』岩波文庫、岩波書店、一九八八年
橋本多佳子『橋本多佳子句集』角川書店、一九六〇年
復本一郎校注『鬼貫句選・独ごと』岩波文庫、岩波書店、二〇一〇年
復本一郎編『井月句集』岩波文庫、岩波書店、二〇一二年
藤田真一『蕪村』岩波新書、岩波書店、二〇〇〇年
堀信夫監修『袖珍版 芭蕉全句』小学館、二〇〇四年

堀切実『芭蕉の門人』岩波新書、岩波書店、一九九一年
堀切実『俳聖芭蕉と俳魔支考』角川選書、角川学芸出版、二〇〇六年
堀切実編注『蕉門名家句選』（上・下）岩波文庫、岩波書店、一九八九年
正岡子規編著『分類俳句大観』（全十三巻）日本図書センター、一九九二年
松尾靖秋『俳句辞典鑑賞』桜楓社、一九八一年
松尾靖秋編『俳句辞典 近世』桜楓社、一九七七年
黛まどか『知っておきたい「この一句」』PHPエル新書、PHP研究所、二〇〇四年（PHP文庫、PHP研究所、二〇〇七年）
丸山一彦校注『新訂 一茶俳句集』岩波文庫、岩波書店、一九三五年
丸山一彦監修、蕪村研究会編『蕪村の師 巴人の全句を読む』下野新聞社、一九九九年
水原秋桜子編『俳句鑑賞辞典』東京堂出版、一九七一年
明治書院編集部編『三句索引 新俳句大観』明治書院、二〇〇六年
森澄雄編『名句鑑賞事典』三省堂、一九八五年
柳川彰治編著『私の好きなこの一句』平凡社、二〇一二年
山下一海『俳句の歴史』朝日新聞出版、一九九九年
山下一海『名句物語』朝日新聞出版、二〇〇二年
山下一海『古句新響』みやび出版、二〇〇八年
山本健吉『俳句とは何か』角川ソフィア文庫、角川書店、二〇〇〇年
山本健吉『古典名句鑑賞歳時記』角川学芸ブックス、角川学芸出版、二〇一〇年
ドナルド・キーン『果てしなく美しい日本』足立康訳、講談社学術文庫、講談社、二〇〇二年
ドナルド・キーン『日本文学史』（近世篇一〜三）徳岡孝夫訳、中公文庫、中央公論新社、二〇一一

一年
ドナルド・キーン『日本文学史』（近代・現代篇一〜三）徳岡孝夫訳、中公文庫、中央公論新社、二〇一一年

サミュエル・ライダー　Samuel Ryder

作家。フリージャーナリスト。
ここ十年ほど日本文化に傾倒、
とくに中世文学や近世以降の俳諧を研究課題としている。
著書に『ライオンは眠れない』（実業之日本社、二〇〇一年）、
『トラ・トラ・ライオン！』（マガジンハウス、二〇〇三年）がある。
趣味は俳句と散歩。
好きな町は京都と浅草。
俳号・夏生《なつお》星也《せいや》。

蜆買ふかつては海でありし町
海見むと四温の人を誘ひぬ
高層の窓雁行を捕らへけり
煮こごりや方形に海鎮まりて
時雨忌や塔のはるかを雲に鳥

夏生星也

ボケないための、五・七・五

二〇一四年四月二五日　初版第一刷発行

著　者　サミュエル・ライダー
発行者　熊沢敏之
発行所　株式会社 筑摩書房
　東京都台東区蔵前二―五―三
　〒一一一―八七五五
　振替〇〇一六〇―八―四一二三
印　刷　株式会社 加藤文明社
製　本　加藤製本 株式会社

ISBN978-4-480-86431-4 C0092

装画・本文カット　たむらかずみ
ブックデザイン　椎名麻美

乱丁・落丁本の場合はお手数ですが左記にご送付ください。送料小社負担でお取り替えいたします。ご注文・お問い合わせも左記にお願いします。

さいたま市北区櫛引町二―六〇四
〒三三一―八五〇七
筑摩書房サービスセンター
電話〇四八―六五一―〇〇五三